Comment devenir énergique ?

Psychogymnastique générale et boulogymnastique spéciale.

Introduction complète à l'éducation personnelle pour acquérir énergie et activité.

Ordonnances imprimées pour servir de manuscrit.

Tertième édition.

Par le

Docteur **W. Gebhardt**.

LEIPZIG

Modern-Medizinischer Verlag

F. W. Gloeckner & Co.

Table des matières.

INTRODUCTION.

«*Tu es délivré de tout mal si tu veux; le plus misérable des états est de ne pouvoir rien vouloir. Sens-toi et tu es tout ce que tu as été, ce que tu peux être.*»

Peu de sentences sont aussi vraies que celle-ci. On a peine à croire ce que peut l'homme par la force de sa ferme volonté. L'histoire de la politique, des inventions, du commerce, de la richesse, de la science, de l'art, en est la preuve éclatante à chacune de ses pages. Des forces non soupçonnées sommeillent dans le merveilleux organisme de tout homme; une volonté de fer et persévérante peut les éveiller et les révéler. *L'esprit veut, le corps doit.* Telle était la simple et grande doctrine du Portique. La réflexion, la science ni l'enthousiasme seuls ne peuvent, telle une lumière, pénétrer l'homme de chaleur, l'animer et le remplir de félicité; il faut qu'il sorte de lui-même, qu'il s'élève par ses propres efforts.

La volonté aussi peut se former et dans un certain sens s'apprendre; et il n'a jamais été plus besoin de le dire et de le répéter qu'aujourd'hui précisément, où l'imagination et l'intelligence jouissent de la culture la plus abondante, tandis que la véritable force d'agir et de vivre en général languit tristement.

Comme le fait de la gymnastique de la volonté a été apprécié et sa nécessité accentuée différemment autrefois! Je rappelle seulement le cours de quatre semaines, souvent admiré à bon droit, et unique en son genre, dont l'achèvement était la condition préliminaire indispensable pour l'entrée dans l'ordre des Jésuites. On l'a reconnu, c'est dans la productivité presque infaillible de ce cours de gymnastique de la volonté, de ce réglement d'exercice intellectuel, qu'est le vrai secret de l'ordre des Jésuites, l'explication de ses succès prodigieux. Les hommes qui avaient trempé leur énergie dans ces exercices intellectuels de quatre semaines étaient en état de conquérir le monde et de dominer sur les nils du manque d'énergie.

La croyance à l'invariabilité du caractère, c'est-à-dire en substance de l'affirmation de la volonté, est naïve. De même que les facultés de l'intelligence se fortifient par l'exercice, les forces de la volonté peuvent aussi progresser. Une méthode rationnelle peut modifier entièrement la volonté et l'action.

Bien plus funeste encore est l'erreur que le manque d'énergie et de volonté est toujours une faiblesse de caractère et partant imputable à soi-même. Que de fois la négligence de sa vocation, l'absence d'intérêt, l'oisiveté sont représentées simplement comme le commencement

de tout vice. Si la personne en question s'était seulement
un peu plus tenue en garde, dit-on, cela n'aurait pas
pu aller si loin. Rien d'étonnant que l'on soit tourmenté
ensuite par toutes sortes de lubies et d'idées hypocondriaques, il faut qu'une négligence pareille dans la vie
professionnelle quotidienne se venge; le vrai sérieux fait
défaut, sans quoi tout irait autrement. L'indifférence
complète est interprétée comme un dégoût de l'existence
imputable à soi-même, le vide sourd comme une altération
grave, devant provenir nécessairement d'un charme secret,
d'une faute grave secrète — et toute la kyrielle de ces
jugements des profanes.

En vérité, c'est méconnaître gravement le véritable
état de l'affaire, c'est une source intarissable de reproches
personnels et de fausse appréciation de quantité de
malheureux.

Le manque d'énergie est bien plutôt, dans la grande
majorité des cas — on ne saurait trop appuyer là-dessus —
une vraie maladie, une faiblesse nerveuse de la volonté;
le manque de confiance en soi, les manières hypocondriaques, tout le décousu de la conduite sont moins un
manque de caractère que l'émanation de troubles corporels
et de souffrances nerveuses. La plupart des faibles de
volonté sont à peine responsables de leur manque d'énergie,
et on ne peut obtenir de changement dans leurs manières
parce qu'on ne reconnaît pas les vraies causes de leur
manque d'activité. Un traitement médical tenant compte
du rapport vivant entre l'âme et le corps peut seul opérer
un changement ici.

Au médecin français Liébeault revient le grand

1*

mérite d'avoir découvert, ou plus exactement découvert à nouveau une méthode permettant d'élever et d'influencer la volonté d'une manière non soupçonnée jusqu'alors. C'est l'*orthopédie*, dite *morale*, qui a enregistré déjà des centaines de succès, et qui forme l'arme principale du médecin contre les faiblesses et les maladies de la volonté. Il était réservé au docteur Lévy, un autre Français, de frayer la voie à l'orthopédie morale, dans le sens d'une *éducation de la volonté agissant par soi-même, d'une véritable éducation personnelle.*

Auteur des ordonnances qui suivent, c'est dans la voie tracée par ces deux médecins que j'ai marché systématiquement.

Je commence mon traitement de la faiblesse de la volonté par une *réforme hygiénique, corporelle.* J'exige l'exécution de certaines ordonnances médicales élémentaires, la guérison des maladies nuisibles pour la volonté (d'après des prescriptions d'un effet radical) et la lutte contre les habitudes qui coupent les bras à l'activité. C'est alors seulement que je passe à l'éducation de la volonté proprement dite en enseignant à atteindre dans une montée de plus en plus haute les fins de la culture personnelle la plus élevée.

Quiconque exécute jusqu'au bout toutes mes ordonnances et achève tous les exercices de volonté, est régénéré par ce traitement personnel au moral comme au physique. Une confiance nouvelle en soi, le sentiment de sa propre force, la conscience de son assurance acquise par le travail, le fondement d'une énergie trempée, lui feront reprendre le combat pour l'existence avec des chances toutes nouvelles, et lui procureront le succès qui se tenait jusqu'alors à l'écart. C'est que sa volonté a atteint le plus haut degré de culture dont l'homme soit capable: supprimer par sa seule affirmation douleurs et maladies.

Aussi en avant, crié-je à mon lecteur avec un philosophe, en avant sur le chemin de la sagesse, bon pas et bon espoir! Qui que tu sois, sers-toi toi-même de source d'expérience, débarrasse-toi du mécontentement de toi-même, pardonne-toi ton propre moi: dans tous les cas tu as en toi une échelle à cent échelons sur lesquels tu peux parvenir à la lumière. Tu as en main de réaliser que toute ta vie: essais, erreurs, fautes, illusions, passions, amour et espérance, se fonde sans résidu dans ton but.

I.

La cure des grandes passions par la volonté.

———

Avant de donner les ordonnances normales de gymnastique de la volonté proprement dites, je décrirai ici une cure des grandes passions qui ruinent toute autre activité de la volonté, lient les bras à l'activité professionnelle, de ces passions qui entrent en conflit avec les statuts des mœurs et de la famille, conduisent souvent aux crimes et finissent parfois sombrement dans le suicide ou dans le double suicide. C'est là une cure dont l'effet est éprouvé depuis des milliers d'années, mais qui n'en est pas moins entièrement ignorée, pour avoir été soigneusement gardée comme un secret par les ordres religieux, ces grands maîtres de la discipline personnelle; une cure capable en même temps, par la rapidité du succès obtenu en 2—3 jours, de mettre en pleine lumière la valeur de la gymnastique de la volonté.

Cette cure consiste simplement en cet

Exercice de volonté:

On se privera 2—3 jours de tout aliment solide et de boissons nourrissantes et boira seulement de l'eau ordinaire. On répétera ce jeûne, jusqu'à la réalisation du but cherché, deux à trois fois de suite à intervalles de deux jours.

Les symptômes qui apparaissent pendant cette cure sont les suivants:

La première sensation désagréable gagne le jeûneur au moment où il aurait pris autrement son repas accoutumé suivant: cette sensation est la faim. La faim consiste dans un sentiment particulier, impossible à détailler, dans l'estomac et dans les masticateurs et est accompagnée d'une augmentation de la sécrétion salivaire. Plus tard surviennent dans le creux de l'estomac de véritables douleurs qui peuvent même parfois augmenter jusqu'à devenir insupportables. En même temps l'attitude psychique est extrêmement variable. Tandis qu'il survient chez quelques-uns une dépression et de l'abattement, nullement en rapport avec la privation de nourriture, qui n'est encore que de courte durée, et qui ne manquent pas leur effet tragicomique sur l'entourage; en revanche il apparaît chez d'autres une légère excitation, ils deviennent plus loquaces, plus spirituels même, donnent à reconnaître une agitation surprenante des membres, cherchent en quelque sorte à échapper au sentiment de la faim par la vivacité de leurs mouvements; leurs pensées coulent plus rapides, les représentations deviennent plus riches en couleurs et plus plastiques.

Les grands cris de douleur de l'estomac mal satisfait se taisent dans la plupart des cas à l'expiration d'un certain temps, souvent déjà après 16—18 heures; l'expérience montre que le second jour de jeûne est accompagné de troubles subjectifs moindres que le premier. Cette diminution de la sensibilité est une suite nécessaire de l'affaiblissement que subit l'organisme entier par la continuation de la privation de nourriture. La masse du corps commence dès lors à diminuer rapidement; le poids du corps baisse considérablement, et si les frais de ce processus de fusion sont supportés en premier lie" par la «vile» graisse, on peut montrer, et avec une clarté particulière dans les cas où il y a en simultanément privation complète de liquide, on peut montrer un commencement d'épaississement du sang et par là déjà certains troubles de fonctions physiologiques importantes. Les battements du cœur deviennent plus faibles, le pouls se ralentit, le visage devient pâle; toutes le muqueuses présentent une sécheresse frappante qui se fait remarquer d'une façon particulièrement désagréable dans la bouche et le gosier. La sécrétion salivaire diminue aussi, et partant la parole devient plus difficile et fatigue davantage. En même temps une mauvaise odeur se fait sentir de la bouche, car le nettoyage de la cavité orale, fréquent auparavant pendant la mastication et la formation de la bouchée, ne peut plus avoir lieu. Par un rincement fréquent de la bouche avec une faible solution de sel ou simplement avec de l'eau fraîche on peut facilement parer à cette odeur, où le connaisseur est à même de retrouver immédiatement le jeûneur. Un bon remède qui fait encore disparaître l'enduit désagréable de la langue et le goût pâteux de la bouche, consiste, pour le jeûneur, à mâcher lentement dans la bouche un morceau de pain blanc rassis ou un biscuit anglais sec qu'il rejette ensuite.

L'appauvrissement du sang occasionne aussi chez le jeûneur ce renfoncement particulier des yeux qui prête au regard une expression sinistre ou d'une sévérité ascétique. La chaleur propre du corps baisse de 1° et même de 1,5°, le jeûneur devient frileux, on le voit rechercher le poêle ou le soleil, sa force musculaire a sensiblement diminué, et les mouvements même modérés le fatiguent à l'extrême; sa marche devient traînante, incertaine même, et la tendance à reposer allongé apparaît, un jeûne prolongé très longtemps ne se laissant exécuter que quand le malade sait persévérer des jours entiers dans cette immobilité absolue qu'accompagne un ralentissement déclaré de la nutrition.

Quand les jeûnes durent longtemps ou se succèdent rapidement, ce ne sont pas seulement les signes grossiers de la vie de l'organisme humain qui subissent un affaiblissement et une diminution, mais — *et c'est ce qui nous importe dans cette cure de volonté* — *l'effet relâchant et véritablement paralysant de la privation de nourriture s'étend encore à l'être psychique supérieur et à tous les phénomènes intellectuels.* La mémoire devient incertaine, les pensées affluent avec hésitation et lenteur, les représentations sont des images décolorées et aux contours noyés; la capacité de l'imagination qui, comme on l'a montré plus haut, subit souvent par le jeûne modéré une exaltation, diminue à vue d'œil, ce qui explique que le goût de tout travail intellectuel disparaît. *Ce même pouvoir amoindrissant du jeûne est subi aussi par les passions et les «humeurs» de l'homme,* et c'est ce qui en fait un des remèdes les plus efficaces dans la main du médecin de l'âme. Qu'on essaie une fois seulement de faire agir sur l'ardeur subite d'une «grande passion» allumée tout d'un coup la douche froide d'un jeûne sévère, répété quelques fois à de courts intervalles, et l'on verra merveille. Si simple que paraisse la cure, son effet n'en est pas moins profond. On pourrait presque croire que le jeûne retire sa nourriture, tout comme au corps, au penchant pernicieux qui foisonne avec exubérance, en sorte qu'il est obligé de dépérir et de succomber. L'avarice brutale d'un «ambitieux», le désir impatient de vengeance d'un offensé, ni la passion du rapace qui domine tout, ne sont en état de soutenir la lutte avec l'ascétisme et son arme la plus puissante, le jeûne. Et l'amour non plus, ce désir sensuel qui terrasse d'un coup avec l'impétuosité d'une catastrophe tout l'intellect de l'homme, à qui l'on oppose en vain des motifs puisés dans la raison et des considération d'utilité, que ni la crainte de la honte ni la fierté d'une vie antérieure sans tache ne sont en état de contenir, l'«amour tout puissant» n'a encore jamais soutenu l'épreuve d'un jeûne de plusieurs jours. *Le désenchantement obtenu par le jeûne précisément dans l'ivresse de cette passion est généralement si complet, qu'on peut considérer dès lors la guérison comme achevée.* (D'après le docteur Stöhr.)

Pour ce qui est des «humeurs», je rappellerai seulement l'action merveilleuse du jeûne sur les personnes en proie à une souffrance morale profonde ou dans un état de tristesse continuelle à la suite d'offenses graves, de perte de famille. On devrait penser que le jeûne prêterait encore la main à cette disposition d'âme, mais l'expérience enseigne le contraire: la faim paralyse l'énergie de la douleur et chasse la tristesse en mettant à la place de ce «sentiment de déplaisir» qui n'a qu'un fondement psychique, un sentiment différent et d'une plus grande portée, né du manque de satisfaction de besoins corporels plus grands — le sentiment de déplaisir de l'estomac privé d'aliments.

Sans doute on objectera contre cette cure par le jeûne qu'on redoute de son exécution des inconvénients hygiéniques. Mais cette objection n'est nullement fondée. Au point de vue hygiénique et médical il faut bien plutôt recommander le jeûne et reconnaître ses avantages. Sous ce rapport nous renvoyons ici à nos ordonnances postérieures sur la gymnastique de la nutrition, de l'assimilation et de la désassimilation.

Le sentiment de faim, si grand que soit le déplaisir qu'il peut produire chez le jeûneur, est loin d'être une maladie, n'occasionne pas le moindre danger et montre seulement un sentiment de déplaisir qu'un malade supporte comme conséquence inévitable d'une obéissance morale, sans trop se plaindre ni murmurer. Comme médecin, je ne puis du reste, à l'exception peut-être d'états pathologiques graves, où la nutrition de la personne en question est difficile en soi et absolument impraticable sans le recours aux nutriments animaux, m'imaginer un cas où l'abstinence puisse être funeste. Le sacrifice du renoncement aux «oignons d'Egypte» au commencement du jeûne n'est pris ainsi au tragique que dans certaines classes où quelques-uns tiennent leur vie pour si faible et croient avoir tant besoin de se fortifier continuellement qu'ils considéreraient très sérieusement comme un attentat contre leur précieuse existence la proposition de vivre une fois un jour entier sans nourriture. Ce sont là des gens qui ont grandi dans la conviction qu'ils étaient pétris d'une pâte plus fine que les autres mortels. En même temps c'est souvent pour l'observateur une énigme insoluble que de savoir comment il est possible que des natures sensibles au point qu'elles tombent de faiblesse s'il leur faut renoncer à la tasse de bouillon accoutumée, ont eu encore assez de vigueur quelques jours à peine auparavant pour supporter la nuit jusqu'à une heure avancée du matin, avec une endurance remarquable, toutes les fatigues d'un bal. (Stöhr.)

Nous devons signaler encore une seconde erreur. Beaucoup dont toutes les pensées sont bouleversées par une passion malheureuse croient pouvoir se débarrasser et se sauver en se soumettant au traitement hypnotique. Mais l'expérience a montré que ce n'était pas le cas. Moi-même, qui recommande si souvent et si énergiquement dans mes ordonnances la méthode hypnotique, je ne la conseille pas pour une grande passion et, des nombreuses expériences de la pratique, je ne citerai pour le sceptique qu'un cas rapporté par le docteur de Schrenck-Notzing, de Münich.

Un négociant âgé de 38 ans souffrait de nervosité intense, de tristesse et de langueur, à la suite d'un amour malheureux. Le désespoir mélancolique du moral allait jusqu'à des pensées de suicide. En outre il y avait insomnie complète. L'assurance avait fortement diminué, le malade était découragé, indécis, abattu. Il ne pouvait donner d'autre cours à ses pensées. Il suivit un traitement hypnotique, mais les tentatives d'hypnotisation de toute sorte échouèrent et les huit séances furent inutiles.

II.

Les obstacles psycho-corporels au déploiement de l'énergie.

La plupart des lésions de la volonté, de l'énergie, de l'ardeur, de l'activité intellectuelle et en même temps de la vie entière viennent d'états corporels que l'on ne tient pas d'ordinaire pour maladifs, qui ne reçoivent généralement aucune attention et qui pourtant peuvent décider de la destinée d'un homme. Au premier rang sous ce rapport se trouvent les troubles du sommeil et de l'activité intestinale et les formes multiples du mal de tête.

Un sommeil régulier, sain, une activité intestinale normale et une tête libre, telles sont les conditions préliminaires indispensables d'une affirmation énergique de la volonté, et c'est dans ce domaine que doit commencer notre éducation personnelle.

A. Exercices de volonté pour régler le sommeil.

2ième exercice de volonté.

A 10 heures au lit. Vous reposez sur le côté droit, légèrement courbé. Ensuite vous comptez 1—2—1—2—1—2, de façon à prononcer chaque fois le nombre 1 en expirant et le nombre 2 en aspirant. Tout en disant ces deux nombres par la pensée, vous devez vous les représenter en image. Si le sommeil ne survient toujours pas, récitez des rimes apprises, insignifiantes, ou si cela ne réussit pas davantage, chassez toute pensée qui approche par une autre nouvelle. Faites-vous éveiller à 6 heures.

Cet exercice doit absolument pouvoir être exécuté par tous.

Il est au nombre des sentiments maladifs, dit avec tant de justesse le grand philosophe Kant, de ne pas pouvoir dormir au moment fixe accoutumé, ou aussi de ne pas pouvoir demeurer éveillé, mais surtout le premier: de se mettre au lit dans cette intention et pourtant de reposer sans dormir. — Chasser toutes les pensées de sa tête, voilà le conseil ordinaire que donne le médecin: mais elles reviennent, ou d'autres à leur place, et maintiennent en éveil. Il n'y a d'autre conseil diététique que, à l'aperception interne d'une pensée quelconque qui s'agite, d'en détourner immédiatement l'attention, comme si on voulait, les yeux fermés, la tourner d'un autre côté; ainsi la rupture de toute pensée qu'on aperçoit cause peu à peu une confusion des images qui fait cesser la conscience de sa situation corporelle (extérieure) et il survient un ordre tout différent, un jeu involontaire de l'imagination, qui est à l'état sain le rêve.

Or, beaucoup de personnes qui ont adopté de mauvaises habitudes de sommeil ne réussiront pas à s'endormir dès la première fois par cet exercice de volonté. Dans ce cas il ne faudra pas se laisser égarer pas un jugement inconsidéré et dédaigneux de l'exercice. L'insuccès n'est pas causé par le manque de valeur ou l'insuffisance de l'exercice, mais par la prépondérance des habitudes de sommeil contraires à l'hygiène. Notre exercice de volonté représente le minimum d'effort de volonté à obtenir pour amener le sommeil, et s'il ne suffit pas au début, il faut encore l'*aider d'autres expédients et d'autres mesures.*

Les personnes habituées à se coucher très tard et qui ne peuvent s'endormir quand elles vont au lit à 10 heures, ne se laisseront pas induire en erreur par là. Si elles se font éveiller tous les jours à 6 heures pour se lever aussitôt, elles n'auront besoin de le faire régulièrement que 6 à 9 jours et elles pourront être sûres de s'endormir le soir à 10 heures si elles se couchent à ce moment.

L'insomnie complète ou les troubles profonds du sommeil sont encore bien plus graves et leur effet sur le déploiement de l'énergie est absolument malsain.

Chacun sait par expérience ce que c'est que de travailler après une nuit blanche. Que sera alors une insomnie opiniâtre, prolongée, ne permettant plus le renouvellement des matériaux, la régénération de la force vitale, le rétablissement de l'équilibre entre les différentes fonctions, plus ou moins dérangé par la vie active?

L'insomnie est donc un état extrêmement important et malheureusement très fréquent dans la pratique. Pour le grand malheur de ces malades, la grande majorité des médecins ne connaît pas contre ce mal autre chose que l'emploi de poisons. Rien d'étonnant: ils n'ont jamais entendu parler de ce mal à l'université et les plus gros et les meilleurs traités et manuels eux-mêmes ne connaissent pas d'insomnie idiopathique (indépendante), à plus forte raison de remède contre elle.

Les médecins combattent généralement l'insomnie par la morphine. La conséquence est l'absence d'un sommeil *réconfortant* et d'une tête *libre* au réveil, et surtout l'habitude de la morphine, la morphinomanie, pire encore que le mal contre lequel on emploie ce remède. D'autres médecins prescrivent de l'hydrate de chloral qui, quand on en prend longtemps à fortes doses, peut amener des dartres et des éruptions de la peau, un catarrhe chronique de l'estomac, et jusqu'à des paralysies et la faiblesse de mémoire.

Les préparations au brome ne sont pas non plus sans danger. A grandes doses chez certaines personnes, à petites doses déjà chez beaucoup, elles affaiblissent l'organisme entier, amènent un état de faiblesse générale, l'arrêt de la mémoire, le vertige, l'impuissance sexuelle et l'épuisement nerveux.

Il en est de même des autres poisons. Tous ces remèdes pénétrants refusent d'ailleurs souvent le service.

En revanche, chose inconnue à la plupart des médecins, il y a une hygiène très importante du sommeil, qui n'est pas, il est vrai, sans exiger quelque chose de la volonté. Elle a été édifiée d'une façon incomparable par le docteur Rose, dont nous suivrons aussi de préférence les prescriptions.

On sait que le sommeil des personnes employées tout le jour à un travail musculaire en plein air est en général plus profond que celui des personnes qui travaillent au secrétaire, ou de l'esprit, qu'un travail tour à tour physique et psychique est favorable à ces dernières, parce que la marche, la natation ou la gymnastique déchargent le cerveau, qui en devient ensuite plus capable d'application. La croyance que *le travail de tête demande un sommeil plus long, pas plus profond,* que le travail musculaire, peut donc être juste; et une cause fréquente de l'insomnie chronique chez les personnes travaillant de l'esprit d'une manière continue et fatigante, qui ne se donnent pas de mouvement, est certainement la diminution volontaire du repos de nuit en commençant trop tard ou en interrompant trop tôt le sommeil tant qu'il était encore normal. *L'abstention complète de travail intellectuel, le séjour prolongé à l'air pur, surtout dans les montagnes, et un exercice corporel suffisant,* peuvent *souvent guérir radicalement* cette forme d'insomnie. Outre la marche, l'équitation, l'alpinisme et la natation, cette activité musculaire s'obtient de préférence par la gymnastique. Nous entendons par là soit la gymnastique active qui peut s'exécuter aux appareils de gymnastique ordinaires, soit celle, instrumentale, mécanique, du docteur Z a n d e r s, au lieu de la gymnastique manuelle. Aujourd'hui on emploie généralement la gymnastique dite passive. La gymnastique n'a nullement besoin d'être exécutée le soir; peu importe au contraire le moment du jour où elle a lieu. Le succès apparaît généralement au bout de peu de jours déjà; pourtant, chez les malades qui ont souffert longtemps d'insomnie, le sommeil ne dure pas aussitôt toute la nuit; sa durée n'augmente que lentement et il n'acquiert que peu à peu toutes les qualités que nous exigeons d'un sommeil sain. En même temps il faut remarquer que le trop peu ne nuit jamais au début, mais que le trop est souvent irréparable.

Une autre forme particulière de gymnastique nous est recommandée par Hoppe: *il suffit d'ouvrir et de fermer vigoureusement plusieurs fois les paupières, bientôt on laisse volontiers les yeux fermés* parce qu'on sent dans les yeux une fatigue considérable et en se couchant ensuite sur un côté on s'endort bientôt. Ce remède si simple, croirait-on, ne pourrait avoir un grand champ d'application, et l'on se sert même de l'occlusion prolongée des yeux pour chasser le sommeil, ce qui n'est d'ailleurs nullement contradictoire, le même moyen pouvant avoir suivant les circonstances un succès trés différent ou même opposé. *Le mouvement répété des paupières fatigue,* mais ce pouvoir ne se fait sentir distinctement que quand il existe déjà d'une façon quelconque une fatigue poussant au sommeil; la fatigue s'ajoute à la fatigue déjà existante et le succès s'ensuit.

A côté de la gymnastique, dans la lutte contre l'insomnie, l'hydrothérapie occupe une place spéciale. Nous voulons parler ici surtout des bains de mer où concourent à la fois plusieurs facteurs somnifères: la composition chimique de l'eau, sa température, la force du choc des vagues et le massage du corps exécuté par les grains de sable en suspension, qui contribue aussi à éliminer les résidus de la fatigue des muscles. En outre, une importance qu'on ne saurait dédaigner revient à l'air pur et vigoureux de la mer, au changement de vie et à la monotonie des impressions intellectuelles.

Dans les cas légers, on recommande aussi le lavage de la tête avec de l'eau froide, et une friction prolongée des pieds, soit par la main d'un autre, soit avec une brosse de flanelle douce, en particulier avant le coucher. On réussit encore parfois en humectant la tête avec de la mixtura oleosa balsamica. Puis les bains de pieds et les bains entiers tièdes avant le coucher favorisent aussi le sommeil chez les personnes nerveuses, sensibles. Chez les personnes d'une sensibilité pas trop grande aux excitations extérieures, les emmaillottements humides sont de beaucoup supérieurs aux bains chauds. Outre qu'ils sont d'un emploi plus facile dans le ménage, il est plus aisé d'en régler la température. D'ordinaire on procède à l'emmaillottement en enveloppant le malade dans un drap humide sur lequel on met des couvertures de laine. Au début, comme l'on prend de l'eau ordinaire, froide, la surface de la peau éprouve un fort rafraîchissement, mais ensuite une réaction a lieu: la peau devient hyperémique et le drap mouillé s'échauffe è la température du corps.

La couche employée pour dormir n'exerce pas sur l'insomnie une influence moindre que la conduite du malade. Nous voulons parler ici du lit de plumes que ses nombreux inconvénients doivent faire rejeter; car les plumes ont le grand désavantage d'absorber et de conserver les exhalaisons humaines, créant ainsi naturellement un bon terrain nourricier à la moisissure et aux bactéries, tandis que l'atmosphère d'exhalaisons formée en même temps autour du corps lui nuit à un haut degré. Aussi ne peut-on recommander qu'un lit dont la ventilation puisse balancer ces exhalaisons avec l'air extérieur. Le meilleur à cet effet est sans doute un lit de fer avec matelas à ressorts, avec par-dessus des draps de toile

2*

qui doivent être fortement tendus, afin d'éviter, si l'on se retourne sur la couche, de nouvelles impressions tactiles qui pourraient avoir une action excitante. Comme dessus de lit on recommande une couverture de laine, pas trop lourde, tandis que pour l'habillement du malade lui-même la toile de couleur claire est ce qu'il y a de plus pratique.

La température de cette chambre atteindra de préférence environ 15° C., car une chaleur modérée favorise le sommeil en provoquant un afflux de sang à la surface du corps et une anémie relative du cerveau. Il va sans dire que la chambre à coucher doit être à un endroit absolument sec, et qu'il doit y avoir des dispositions pour diminuer autant que possible ou écarter tout à fait la lumière et le bruit de la rue, facteurs qui troublent le sommeil.

Le vaste domaine de la diététique nous aide aussi dans beaucoup de cas à faire disparaître l'insomnie. Nous partons ici de la pensée que la répugnance qui conduit au sommeil léger de la sieste, répugnance à accomplir un travail intellectuel ou à exécuter des mouvements corporels, sans qu'il existe de fatigue intense, repose sur une résorption des produits de la digestion qui, comme les résidus de la fatigue, diminuent ou gênent l'activité du cerveau et, de concert avec l'afflux de sang plus abondant vers les entrailles pendant la digestion, rendent à l'appareil moteur comme au cerveau une augmentation de travail plus pénible.

Pour les aliments eux-mêmes il faut considérer la longueur des différents repas et la digestibilité des mets en question. Une nourriture abondante, indigeste, rend paresseux. Mais ce n'est le cas que jusqu'à un certain degré, car l'expérience enseigne qu'un estomac par trop surchargé empêche le sommeil. De même quand on dit que «ventre plein n'apprend rien», c'est plutôt de la paresse pour le travail intellectuel que pour des efforts corporels qu'il s'agit. On devra donc rechercher une nourriture salutaire, pas trop volumineuse, que l'on prendra de préférence peu de temps avant le coucher. Parmi les légumes, on attribue à quelques scrophulariées, comme à l'anchusa et à la bourrache, une action somnifère; la laitue pommée renferme le suc laiteux assoupissant connu. *On réservera donc ces légumes et ces salades pour le soir.* La soupe grasse, pour ses propriétés excitantes, doit être interdite au souper. Comme boissons, il faut recommander particulièrement le lait, dont l'action somnifère a été souvent indiquée. Le lait caillé, bien remué après écoulement du petit lait, est toléré, plus fréquemment qu'on ne croit, par l'estomac même des malades. Une préparation absorbée volontiers par beaucoup de malades, en même temps que très facile à digérer, c'est le lait après fermentation alcoolique, soit avec de la lie de pays, soit avec des champignons du képhir. Le thé, pour son action excitante, doit être rejeté; il en est de même du café, qui a pourtant obtenu des succès dans quelques cas rares.

Mais où les mesures hygiéniques elles-mêmes refusent le service, on n'hésitera pas un instant à se soumettre au traitement hypnotique, suggestif. Il n'y a pas de meilleur moyen contre l'insomnie que la suggestion. Par la suggestion, celui qui ne dort pas autrement apprend à gouverner son sommeil, de telle sorte qu'il lui est possible de dormir à tout moment à volonté. Cette action du traitement purement psychique est d'ailleurs explicable sans plus. L'insomnie est aujourd'hui dans la grande majorité des cas une conséquence du surmenage dans le combat pour l'existence, du travail sans cesse ni repos, des secousses de l'âme auxquelles le malade a été longtemps exposé, comme les veilles prolongées au lit d'un malade, la tristesse, le chagrin, etc. Dans ces conditions une médication qui s'adresse directement à la vie de l'âme peut seule être la bonne et seule, en effet, elle conduit au but.

Des milliers de cas d'insomnie guéris chaque jour par l'hypnose, n'en citons qu'un, rapporté par le professeur Forel.

Mlle· L., une excellente ouvrière, souffre depuis environ $1^1/_2$ an d'insomnie absolue. Tous les remèdes avaient été employés en vain et elle est assez raisonnable pour résister à la tentation de s'habituer aux narcotiques. Elle m'est envoyée par un collègue en février 1890 pour un traitement policlinique, comme objet de démonstration.

Plusieurs séances hypnotiques sont nécessaires pour atteindre peu à peu un degré plus profond d'hypnose et réaliser différentes suggestions. Le sommeil spontané après une gorgée d'eau ne réussit d'abord qu'en ma présence. Je la laisse ensuite dormir assez longtemps (1 heure) et je réussis au bout d'environ 3 semaines à rétablir complètement le sommeil de nuit normal (de 9 heures du soir à 6 heures du matin). Elle est renvoyée guérie.

Au début de janvier 1891 elle vient d'elle-même me voir, la mine florissante, pour me remercier et me dire son bonheur d'être guérie entièrement de son insomnie et de pouvoir travailler. Elle avait bien eu dans l'été de 1890 une typhoïde très grave avec fièvre élevée et plusieurs rechutes, en sorte qu'on l'avai.

crue perdue. Pendant la fièvre elle avait perdu de nouveau le sommeil, mais il était revenu de lui-même pendant la convalescence.

Nous supposons donc que le lecteur a appris par nos conseils à *écarter sans médicaments toute forme d'insomnie* et qu'il est en état, grâce au premier exercice de volonté indiqué, de s'endormir sans plus.

En tout cas, avec de l'insomnie, il ne saurait être question, même de la façon la plus éloignée, d'éducation de l'énergie.

B. Exercices de volonté pour régler l'activité intestinale.

3ième exercice de volonté.

Vous allez à la selle une fois au moins tous les jours et toujours à la même heure, que vous en éprouviez le besoin ou non. Vous ne retenez jamais votre urine.

Le meilleur de beaucoup, quand on en a pris l'habitude, est d'aller à la selle immédiatement après le café du déjeûner, et éventuellement une fois encore le soir.

Ceux qui vont quelque part irrégulièrement et seulement quand le besoin les y presse, souffriront tôt ou tard de constipation. On doit tenir compte des *avertissements les plus faibles* de ses organes digestifs et on ne saurait mieux le faire qu'en observant la plus grande régularité sous ce rapport. Il faut habituer l'intestin à des heures fixes, tout comme l'estomac.

Ceux qui essaient pour la première fois d'aller à la selle à des moments déterminés exactement, observent maintenant, soit par curiosité, soit à la suite de ce devoir de volonté, les signes les plus faibles qui leur trahissent l'envie d'aller à la selle. Si cette dernière est fixée pour 8 heures du matin, la personne en question se dira dès 7 heures et demie: «Je suis curieuse de savoir si la chose se réalisera»; les mouvements les plus insignifiants des intestins dont elle ne tenait aucun compte auparavant retiennent maintenant toute son attention et elle réussit en effet à se débarrasser de sa tâche.

Le paysan, l'ouvrier et ceux qui ne se nourrissent que par le travail de leur corps, n'ont pas besoin de moyens artificiels ni de prescriptions pour obtenir ou conserver une digestion et une évacuation saines. Il en va tout autrement pour une grande partie du public instruit. Le commerçant, l'employé, le savant, doivent gagner leur subsistance généralement par une vie sédentaire. Leurs évacuations naturelles s'en trouvent arrêtées. En même temps leur amollissement, le luxe, le ton, l'étiquette et tout le genre de vie qui en résulte, contribuent généralement à troubler les évacuations naturelles.

De là la fréquence extraordinaire de la constipation chronique.

Très souvent les malades sont d'ailleurs bien portants, remplissent aussi parfaitement les devoirs de leur profession, mais ils sont tourmentés par le souci constant de ne pas avoir une selle tous les jours, mais tous les 3 ou 4 jours seulement. En même temps il s'y ajoute souvent encore une quantité de sensations et de troubles désagréables, considérés par les malades eux-mêmes comme une conséquence de la constipation et observés généralement avec beaucoup de crainte et une exactitude exagérée.

Cette occupation prolongée avec son propre moi a

pour conséquence chez nombre de malades de la constipation une série de troubles corporels et intellectuels,
de sensations maladives des plus variées et, dans les
différentes régions du corps, des troubles dans la répartition du sang, l'insomnie; puis une humeur déprimée,
une conduite intéressée, des manières tranchantes et de
l'inquiétude et, pour résister à tout cela, des mesures
préventives continuelles *avec un amollissement souvent
sans mesure*. En outre un affaiblissement de la vie générale de la volonté marche régulièrement de pair avec
tout cela. La faiblesse de la volonté se manifeste surtout dans une *indécision* qui atteint parfois dans les cas
graves un degré tel, que la malade ne peut plus rassembler suffisamment ses forces pour les actions les plus
simples, comme s'habiller et se déshabiller, manger et boire.

Le médecin consulté ne constate de trouble sérieux
dans aucun organe. Il ordonne une eau magnésienne
quelconque, du soufre avec du séné, de la poudre pectorale de Curella ou un autre purgatif en faveur, et en
effet les troubles disparaissent entièrement tôt ou tard
et il revient un bien-être supportable, bien que moins
serein qu'au temps où la digestion marchait parfaitement.
Mais si l'usage des purgatifs cesse quelque temps, le
désordre augmente dans toutes les fonctions. La selle
redevient incommode et rare. De mauvaise humeur, on
retourne quelque temps aux purgatifs qu'on laisse encore
de côté quand ils ont produit quelque soulagement, parce
que, comme ou dit d'habitude, on ne veut pas gâter sa
nature. Ainsi, depuis la première apparition du mal, des
années se sont écoulées, en partie avec un bien-être peu

troublé, en partie avec des affections croissantes. On n'a rien fait ou entrepris de sérieux, parce que le mal est survenu d'une façon si peu apparente à ses premiers débuts et a disparu si souvent, qu'on ne peut en vouloir au médecin de n'avoir accordé aucune attention à ces plaintes insignifiantes, lui qui a tous les jours affaire aux formes pathologiques les plus dangereuses. Mais cette fois des symptômes pathologiques se sont établis en règle. Le malaise du corps devient de plus en plus sensible, s'il est difficile à dépeindre. On n'est pas malade au sens propre du mot et l'on est bien loin pourtant d'être bien portant. Les justes plaintes de ces personnes commencent à devenir plus pressantes; c'est à peine si l'on jouit encore d'une heure de santé; maintenant les secours du médecin sont sérieusement désirés, car les purgatifs qui guérissaient autrefois n'amènent plus de soulagement. La chose est d'ailleurs fort naturelle, car certains organes ont déjà contracté un type morbide qui persiste, quand même on favoriserait la selle tous les jours maintenant. Les stagnations du sang dans le système de la veine porte ont augmenté; il apparaît des symptômes établissant que le foie est affecté par irradiation sympathique; il survient des tubérosités au rectum, ce sont, dit-on, des hémorrhoïdes. Alors enfin on propose et exécute une cure d'eau.

Seulement dans la plupart des cas toutes les espérances sont déçues, aucun des remèdes employés ni aucune des cures ordonnées ne peut faire d'effet.

La guérison de la constipation chronique n'est possible que par une hygiène raisonnable et une affirmation méthodique de la volonté. Aussi donnons-nous pour les malades qui souffrent de constipation chronique les prescriptions spéciales qui suivent.

4ième exercice de volonté.

Etendez les deux mains fermées en arrière par-dessus la tête aussi loin que possible; — en même temps fléchissez le corps en arrière afin que la poitrine et le ventre ressortent en arc. Répétez ceci cinq à dix fois. Ensuite fléchissez le tronc cinq à dix fois et frottez continuellement le bas-ventre avec des draps de laine. Procedez à cet exercice avant le moment fixé (conformément au 3ième exercice de volonté) pour la selle.

5ième exercice de volonté.

Vous prenez à chaque repas, à côté du pain de gruau, au moins une tranche de pain de blé égrugé ou de pain de seigle, de pain de recoupe, de pain de munition, de pain de seigle de Roscoff, de pompernickel.

6ième exercice de volonté.

Vous mettez le soir six à huit pruneaux dans une soucoupe avec de l'eau, vous buvez le matin l'eau à jeun et vous mangez ensuite les pruneaux.

7ième exercice de volonté.

Vous fumez le matin une cigarette pour le café.

Les ordonnances communiquées ici permettront à tout le monde d'avoir régulièrement une selle tous les jours à la même heure.

Le malade n'exécutera d'abord qu'un des exercices indiqués ici, deux si le succès fait défaut, et ainsi de suite jusqu'à ce que la selle se produise.

Si même après l'observation consciencieuse des ordonnances le résultat n'était toujours pas atteint, nous n'en défendons pas moins avec la plus grande sévérité les eaux magnésiennes et les médicaments et nous exigeons absolument que le malade se soumettre au traitement hypnotique (magnétique, mesmérien, suggestif). Dans la constipation chronique les succès de la méthode hypnotique sont les plus prompts qu'on puisse imaginer et par-dessus tout ils persistent aussi quand les séances sont suffisamment répétées.

Un exemple éclatant de l'efficacité de la suggestion sur la constipation nous est raconté pas le docteur Hecker.

Catin M. était venue pour huit jours rendre visite à sa cousine dans mon institut. Elle se plaignait en passant de douleurs stomacales, d'inappétence et de constipation opiniâtre. Elle n'avait de selle que tous les 4—5 jours. Quelques médecins avaient cru devoir reconnaître un abcès à l'estomac. Gergen avait attribué à l'anémie le phénomène qui durait, avec de courtes interruptions, depuis deux ans. Je proposai à la jeune fille d'essayer un traitement hypnotique. Elle tomba aussitôt dans le sommeil le plus profond avec amnésie postérieure complète. Après la première séance les douleurs de l'estomac disparurent — pour ne plus jamais revenir et l'appétit s'améliora. Dans la seconde séance je suggérai pour 3 heures de l'après-midi (exactement) une selle abondante. Auparavant j'avais conseillé à la malade de faire une promenade tous les jours, ce qu'elle avait décliné en objectant qu'elle ne voulait pas laisser sa cousine seule. Je lui suggérai donc en même temps de faire une promenade à 3 heures, qu'elle le veuille ou non. — Vers 3 heures elle commença à devenir inquiète. Elle se plaignit de ne pas encore être frisée (la pauvre jeune fille avait eu en venant au monde des bras trop courts, ne pouvait pas se friser elle-même, et la friseuse lui avait fait faux bond). Elle déclara qu'elle avait envie d'aller prendre l'air et effectivement elle mit son chapeau, sans être frisée comme elle était, à l'étonnement de sa cousine. Mais avant de partir elle dut encore aller vite quelque part, où elle eut une selle abondante. Elle n'avait aucune idée des suggestions qui lui avaient été données. Dès lors elle eut tous les jours, tant qu'elle resta à Wiesbaden (et plus tard aussi chez elle), à 3 heures précises une selle spontanée. — Mais il y a plus. Quand elle voulut partir au bout de huit jours, sensiblement remise et restaurée, à 1 heure de l'après-midi, il me vint à l'esprit que la régularité de la selle pourrait avoir des inconvénients dans le train. Je lui suggérai par conséquent dans la dernière séance, peu de temps avant le départ, qu'elle n'aurait pas aujourd'hui exceptionnellement de selle à 3 heures, mais seulement à 8 heures, dès qu'elle serait arrivée chez elle. Je lui donnai encore la suggestion qu'elle devrait en faire aussitôt part à sa cousine. Deux jours après arrivait une lettre de la teneur: Chère cousine, j'ai fait un bon voyage, j'ai trouvé ma mère malade et beaucoup de travail, aussi je ne t'écris que quelques mots. Je t'en prie, dis au docteur que cette fois sa suggestion ne s'est pas réalisée pour la première fois à l'heure fixe. Je n'ai pas eu de selle hier à 3 heures, mais seulement à 8 heures, à la maison (!).

C. Exercices de volonté pour obtenir une tête libre.

D'abord quelques exercices qui préviennent l'apparition de maux de tête et de l'engourdissement.

8ième exercice de volonté.

Pendant la promenade à pied ou un voyage en chemin de fer n'apprenez rien par cœur et ne lisez rien.

9ième exercice de volonté.

Pendant le manger, à table, vous évitez d'étudier, de lire ou de vous fatiguer la tête.

Pour savoir combien l'on manque à cette prescription élémentaire de l'hygiène, il suffit d'un regard dans les grands restaurants à l'heure du dîner. Mais que d'inconvénients cette lecture du journal pendant le manger a pour conséquence, on ne s'en fait pas la moindre idée. Le grand philosophe Kant a déjà dit excellemment à ce sujet:

«La pensée est pour le savant un aliment sans lequel il ne peut vivre quand il est éveillé et seul; que ce penser consiste à apprendre (lecture de livres), ou à épuiser une question (réflexion et invention). Mais s'occuper encore avec effort, en mangeant ou en marchant, d'une pensée déterminée, importuner la tête et l'estomac, ou la tête et les pieds de deux travaux à la fois, l'un amène l'hypocondrie, l'autre le vertige. Aussi pour se rendre maître de cet état pathologique par la diététique, il n'est besoin d'autre chose que de faire alterner l'occupation mécanique de l'estomac ou des pieds avec l'activité intellectuelle du penser, d'arrêter pendant ce temps (voué au restaurant) le penser volontaire, et de laisser cours au jeu libre (semblable au mécanique) de l'imagination, ce qui exige toutefois chez un étudiant une résolution de diète générale et bien arrêtée dans le penser.

Il apparaît des sentiments maladifs quand dans un repas sans société on s'occupe en même temps de lire ou de réfléchir, parce que la force vitale est dérivée, par le travail de tête, de l'estomac qu'on importune. De même, quand cette réflexion est jointe au travail épuisant des pieds (dans la promenade)*). On peut encore ajouter le travail de nuit quand il est insolite. Ce-

----

*) Les étudiants peuvent difficilement s'empêcher, dans les promenades solitaires, de s'entretenir seuls en réfléchissant. Mais j'ai éprouvé sur moi et j'ai entendu dire à d'autres que j'interrogeai, que penser avec effort dans la marche rend vite fatigué; au contraire, si on laisse libre cours à l'imagination, le mouvement restaure. C'est encore davantage le cas quand à ce mouvement

pendant les sentiments maladifs provenant de ces travaux intellectuels entrepris intempestivement (invita Minerva) ne sont pas de nature à se supprimer immédiatement par la seule résolution, mais seulement peu à peu par la déshabitude au moyen d'un principe opposé; et c'est des premiers seulement qu'il sera parlé ici.»

L'heure du repas doit pour ainsi dire être consacrée à l'estomac. C'est le temps de sa domination. Si la tête est fatiguée pendant le repas, l'estomac est privé de sang au moment de la digestion, la nourriture n'est pas digérée comme il faut et c'est une première cause de troubles qui ont pour conséquence, entre autres, des maux de tête, de la mauvaise humeur et du dégoût.

La tête ne doit donc entrer en jeu dans le manger qu'autant qu'il est nécessaire pour aider l'estomac. C'est ainsi que le rire est un des plus grands digestifs, et l'habitude de nos ancêtres de l'éveiller pendant le repas au moyen d'impromptus et de bouffons, reposait sur des principes de Médecine très justes. On cherchera donc à avoir à table une société joyeuse et gaie. Ce que l'on prend dans la joie et les plaisanteries donne aussi certainement un sang bon et léger.

Le mal de tête persistant

a sur la santé générale et sur l'activité de la volonté en particulier la plus grande influence. Les malades deviennent *incapables de travail*, perdent l'appétit, prennent

---

accompagné de réflexion s'ajoute un entretien avec un autre, en sorte qu'on se voit bientôt contraint de continuer le jeu de ses pensées assis. — La promenade en plein air a justement pour but, par le changement des objets, de détendre l'attention sur chacun d'eux.

de l'humeur et deviennent irritables. A cela s'ajoutent parfois des nausées et des vomissements, et aussi de fortes éruptions de sueur. Dans les cas graves il peut même arriver que les malades deviennent *presque incapables de remplir leur profession.*

Pour amener une guérison du mal de tête chronique, il faut se débarrasser de l'erreur que les maux de tête ne sont autre chose que des maux de tête. Chaque mal de tête a sa cause particulière et si le plan de la cure ne s'attaque pas particulièrement à la racine dont il s'agit, il peut y avoir un soulagement passager, mais il ne saurait être question de guérison durable.

Ainsi les maux de tête survenus dans la syphilis exigent absolument une cure dirigée contre la syphilis. Si le mal de tête est la conséquence d'une tumeur cérébrale rien ne pourra le faire disparaître si l'on n'agit sur celle-ci. Le mal de tête qui accompagne les règles de beaucoup de femmes ne disparaît qu'avec leur rémittence. Et quand ce sont des chlorotiques qui ont à se plaindre de ce mal, le traitement de la chlorose seul amène le changement désiré. C'est tout à fait la même chose pour le mal de tête provenant d'une indigestion — (quand la langue est couverte de mucosités glaireuses ou bilieuses et que le malade sent de la bouche) —; il va de soi qu'ici encore il faut d'abord guérir le catarrhe de l'estomac.

Mais il y a un mal de tête opiniâtre, extraordinairement fréquent, dont nous ne connaissons encore les causes et l'essence que d'une manière tout à fait insuffisante. Il survient seul ou presque seul. Il dure des mois, des années et même souvent toute lavie; parfois il existe presque continuellement, plus souvent seulement en accès de plusieurs heures ou de plusieurs journées.

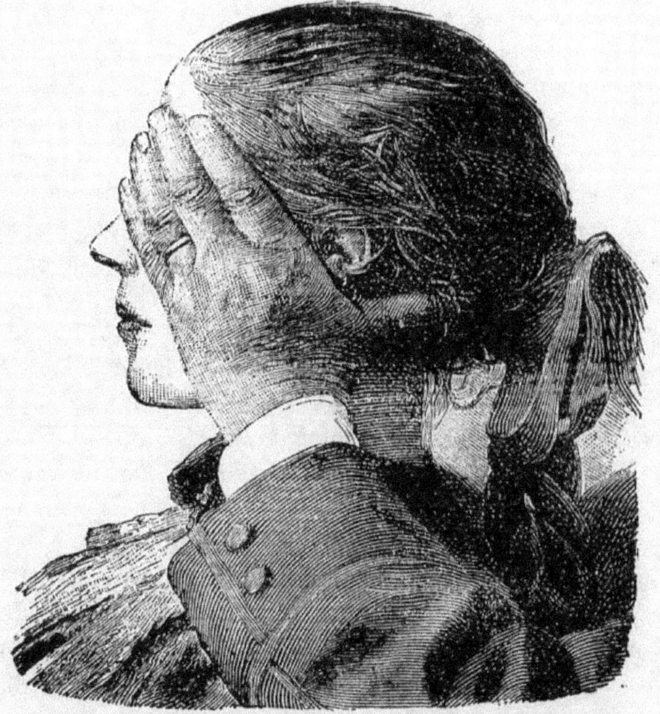

Fig. 1.

Les causes ne se laissent souvent pas établir, ce sont fréquemment des influences déterminées, comme des émotions intellectuelles, des efforts corporels, des imprudences diététiques.

3

La douleur elle-même est ressentie soit dans toute la tête, soit dans des régions déterminées, à l'occiput, au visage, aux parties du front. Elle est tantôt térébrante, tantôt déchirante, tantôt on a la sensation que la tête est comprimée, tantôt qu'elle va éclater. Dans beaucoup de cas le malade se plaint seulement d'état saburral, de pesanteur, dans d'autres cas, de la plus grande violence. Il n'est pas rare qu'il existe en outre une surexcitabilité prononcée du cuir chevelu, en sorte que même l'attouchement des cheveux peut être douloureux.

C'est le *«mal de tête nerveux»* si redouté, qui tient généralement à des conditions innées et est si souvent un mal héréditaire. D'ordinaire ou lui reconnaît pour cause des troubles de la circulation du sang et de la nutrition, mais nous ne savons rien de certain là-dessus. Le siège même des maux de tête est inconnu, que ce soit la masse cérébrale ou les méninges.

L'art médical ancien style ne possède pas de remède sûr contre le mal de tête nerveux. Beaucoup de malades se sont accommodés du fait, ils ne demandent que du repos et attendent que la douleur cesse d'elle-même. D'autres ont trouvé un remède vulgaire qui leur rend encore le plus de services et auquel ils recourent sans cesse à nouveau, par ex., une compresse sur la tête, un bain de pieds froid ou très chaud, un sinapisme dans la nuque, une lotion à l'eau de Cologne, un bâton à migraine, du thé fort, du sel volatil, etc. Enfin plusieurs remèdes internes rendent aussi parfois de bons services.

Somme toute pourtant la guérison ou l'amélioration

des maux de tête est de l'aveu de la plupart des médecins une tâche ingrate, insoluble même et l'un des meilleurs traités de médecine avoue qu'en général il reste
seulement au malade la consolation que le mal disparaît
souvent de lui-même après des années et des dizaines
d'années, à un âge avancé (!).

Par bonheur, la situation de ceux qui souffrent
du mal de tête n'est plus aussi désespérée maintenant.

Le docteur Nägeli a réussi il y a quelques années,
par un coup de main simple, dit «coup de main soutien
de la tête», à trouver un moyen qui écarte instantanément l'hyperémie du cerveau et en même temps le mal
de tête. Ce coup de main soutien de la tête, le malade
peut le faire apprendre à une autre personne toujours
près de lui et le faire exécuter sur lui quand apparaissent les maux de tête. Nägeli décrit lui-même son
coup de main comme il suit (où il faut ajouter que le
médecin demandé peut être remplacé par un profane):

Le malade est assis sur une chaise devant le médecin de
façon à lui tourner les dos; si le malade est au lit, l'opérateur
se place derrière la tête du lit. Comme «chaise d'opération» un
fauteuil avec dossier allant jusqu'aux épaules du malade est ce
qu'il y a de plus convenable.

Le médecin se place comme il peut derrière son malade, une
montre indiquant les secondes, bien visible, est près de lui. Il
saisit alors la tête du malade avec les deux mains, l'enserrant,
mais en évitant le pavillon des oreilles. La paume des mains
se serre contre les joues et les tempes, la pointe des doigts touche
le front, l'éminence des pouces saisit les angles maxillaires et dé-
ploie ici la plus grande force, tandis que les pouces s'appliquent
sous le pavillon des oreilles autour de l'os occipital et cherchent

3*

un point d'appui dans la ligne de la nuque, plus ou moins dis-
tincte suivant les individus.

L'opérateur appuie de préférence les avant-bras placés trans-

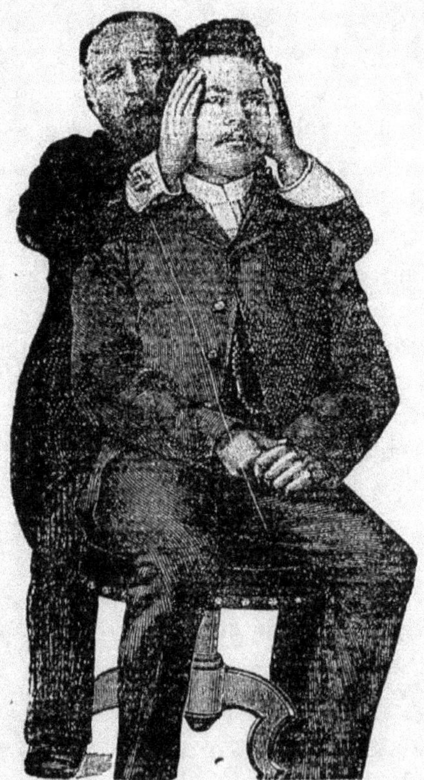

Fig. 2.

versalement, sur les épaules du malade ou, quand ce n'est pas
possible, sur le dos de la chaise. On recommande au malade
de tenir sa tête aussi mobile que possible, «comme si elle ne le

regardait plus», et le médecin l'élève par une saccade douce, constante et vigoureuse et la tient fermement, une à deux minutes, le cou aussi tendu que possible, sans diminuer son déploiement

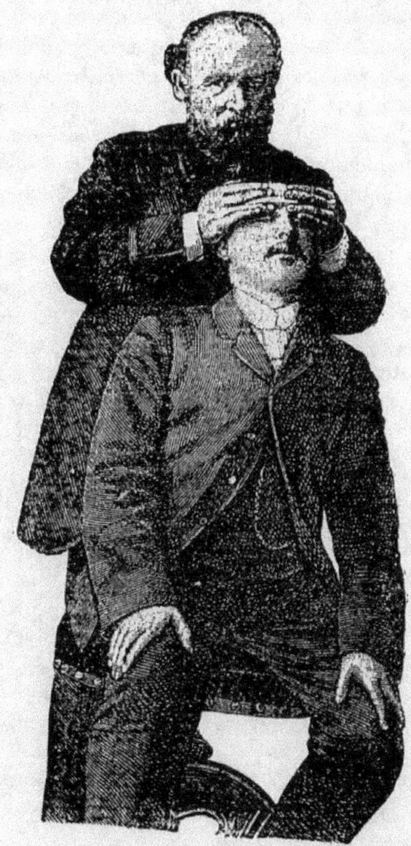

Fig. 3.

de force. La fig. 1 montre la position des mains et des bras. Quand le temps fixé à l'avance par le médecin et qu'il contrôle toujours sur la montre (l'estimation approximative amène toujours une erreur raccourcissant la manipulation) est écoulé, on laisse retomber lentement la tête, toujours soutenue et on retire en même temps les deux mains. Il va de soi qu'il faut éviter toute pression sur les vaisseaux sanguins du cou, comme la compression douloureuse du pavillon des oreilles (faire attention aux boucles d'oreilles) ainsi que l'enfoncement de la phalange onguéale des pouces dans la peau de la tête, ce qui causerait au malade une sensation extrêmement désagréable. On doit d'ailleurs chercher à exécuter la manipulation tout entière avec légèreté et finesse, je dirais même avec une certaine élégance, ce qu'on n'obtient au reste que par beaucoup d'exercice; mais aussi le malade n'a plus alors le moindre sentiment désagréable, tandis qu'avec un procédé brutal on doit s'attendre à des protestations.

La figure 2 montre la position relative du médecin et du malade pendant le coup de main soutien de la tête.

Dans la très grande majorité des cas traités, les symptômes gênants de la congestion cérébrale disparessent déjà pendant l'opération ou bientôt après qu'elle est terminée. On a obtenu ce qui n'est possible autrement, avec la même promptitude, que par une saignée. Il y a des malades qui prétendent avoir, pendant la manipulation déjà, la sensation d'un ruissellement de sang descendant de la tête; un peu d'auto-suggestion peut bien ne pas y être étrangère. On peut constater presque sans exception dans tous les cas bien choisis un allègement, une diminution de la pression dans la tête et de la douleur. Le mal de tête est bien des fois comme soufflé, la pesanteur a disparu, le délire dans la fièvre disparaît même plus ou moins longtemps.

Spécialement aussi contre le mal de tête nerveux le coup de main soutien de la tête est un excellent remède. La pesanteur de la tête, la tête en feu, la douleur intensive, atroce, tout cela disparaît dans 90 °/₀ des cas comme chassé par quelque charme.

Dans les maux de tête chroniques il se développe à la longue non seulement des endroits sensibles aux attaches musculaires, aux sutures et aux os, mais il se forme encore ordinairement des régions de peau d'une surexcitabilité particulière. Leur origine est due aux troubles de l'innervation et de la nutrition qui occasionnent et accompagnent la douleur persistante. Ici les altérations sont déjà devenues si stables que l'allègement de la circulation même ne peut plus rien y changer. Pour ces cas nous possédons un procédé éprouvé que le docteur Nägeli appelle «*étirage* (cutané) des nerfs».

Tandis que le procédé de l'étirage sanglant introduit dans la chirurgie il y a environ 20 ans par Nussbaum est de plus en plus abandonné, pour avoir entraîné souvent la déchirure de fibres nerveuses ou des coalescences du tronc nerveux avec les tissus avoisinants, et par là des paralysies ou une augmentation des douleurs, je ne saurais assez recommander comme sédatif (calmant) l'étirage cutané non sanglant, exécuté au moyen des doigts et des mains.

On l'emploie beaucoup pour les maladies de la peau du front surtout. Je l'exécute de la façon suivante: La pointe des quatre doigts est placée en ligne droite, s'opposant l'une à l'autre. La peau est tendue d'un trait doux et maintenue raide 10—40 secondes ou tirée avec vitesse par saccades rapides. Les deux pouces appliqués longitudinalement sur la peau et mis en opposition l'un à l'autre peuvent également très bien exécuter la manipulation. Il est bon parfois de former une ride et d'y accomplir l'étirage, comme le représente la fig. 3. Il faut en même temps éviter avec soin de meurtrir la peau.

Suivant la localité et la violence de la douleur le procédé doit être doux ou énergique, son application de courte ou de longue durée.

Dans le mal de tête au front il produit toujours une impression très bienfaisante et peut se combiner sans inconvénient au coup de main soutien de la tête; la figure 4 le montre clairement sans qu'il soit besoin de plus ample explication.

Citons le cas suivant, comme une preuve excellente de l'efficacité du coup de main de Nägeli.

S. E., maître, 28 ans. Janvier 1891. — A la suite de surmenage dans sa profession, douleurs dans la région du front, des tempes et du vertex, vertige, papillotage devant les yeux, bruissement d'oreilles, etc., en sorte qu'il était obligé de songer déjà à sa démission. Avant mon traitement on avait employé des médicaments, des cures diététiques et d'air, des dérivations et des frictions.

Signalement. Jeune homme très blond, sanguin, bien nourri. Paupières rougies, pupilles larges, égales. Pas de modifications du nez; estomac pas de troubles. Le traitement consiste dans le coup de main soutien de la tête, après quoi un soulagement survient aussitôt chaque fois, ensuite seulement étirage de la peau hyperesthésiée du front et de la tête. — Pas de massage

J'emprunte les lignes suivantes au journal tenu par le malade.

6/I. 6—9 heures $^1/_2$ du soir, à part une fatigue persistante dans la tête, pas de mal de tête.

7/I. Avant le premier traitement, forte pesanteur de la tête; mal de tête alternativement dans la région du front et des tempes. Après le premier traitement, à part quelques courtes interruptions, complètement libre de douleurs. Après le deuxième traitement (à 2 heures) libre jusqu'à 5 heures $^1/_2$, ensuite douleurs légères alternativement dans la région du front et des tempes. — Après le troisième traitement, une heure entièrement libre; ensuite pesanteur de la tête sans douleur.

8/I. Avant le premier traitement, pesanteur légère et douleur assez violente dans la région du front. Après le traitement (7 heures $^1/_2$) entièrement libre jusqu'à 9 heures, ensuite mal de tête piquant au front; après le deuxième traitement (1 heure $^1/_2$)

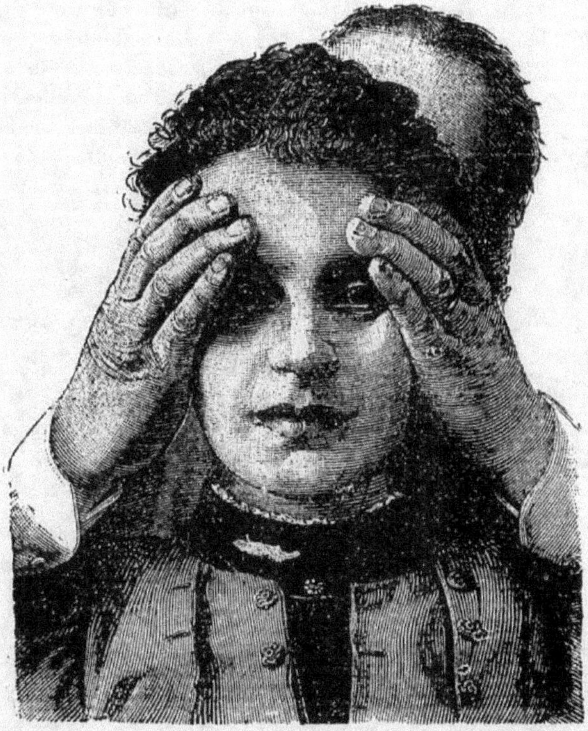

Fig. 4.

libre jusqu'à 4 heures; après le troisième traitement (6 heures) libre jusqu'à 8 heures.

9/I. Après le premier traitement libre de pression et de douleur; une heure après le deuxième traitement douleur légère au front, après le troisième traitement (à 6 heures) libre de pression et de douleur.

Cela continua ainsi, la douleur allant en diminuant, la tête tout à fait libre généralement après le troisième traitement. Le 15/I., par ex., le rapport dit: Au lever, élancements légers dans la région du front jusqu'à midi, ensuite libre de nouveau, après le deuxième traitement, absolument pas de douleur, seulement le soir encore une pression faible au front, sans douleur.

Le 18/I. Les douleurs légères du front sont écartées par traitement personnel (coup de main soutien de la tête), et le jour suivant se passe très bien. Au bout de 15 jours le malade reprend sa place et quatre mois plus tard il écrit que son état s'est amélioré au point qu'il n'est plus empêché de faire la classe.

Quand les coups de main du docteur Nägeli restent impuissants contre les maux de tête, nous conseillons encore de la façon la plus pressante le traitement hypnotique. Si l'hypnotisme n'était pas connu de la plupart des médecins de nom seulement (à l'université et pendant leurs études c'est à peine si on en dit un mot) et s'il ne régnait pas contre son application pratique une aversion que rien ne justifie — le paysan ne mange pas ce qu'il ne connaît pas —, en vérité il en irait mieux d'innombrables malades et le mal de tête nerveux ne compterait plus parmi les maladies quotidiennes de tant de personnes.

Le traitement hypnotique (magnétique, mesmérien, suggestif) s'adresse directement aux nerfs et les influence immédiatement. Il est donc clair pour tous que cette influence nerveuse, dans une maladie nerveuse, amènera des résultats essentiellement supérieurs à tout autre mode de traitement.

Léon G., 18 ans. A la suite de fièvre typhoïde et de rhumatisme articulaire, faiblesse dans les jambes, douleur de tête tantôt frontale, tantôt occipitale, sensation de lourdeur et de brouillard dans la tête. Depuis trois ans troubles nerveux dans les yeux, *rendant impossible tout travail prolongé.* Impressionnable à l'excès, il tremble, se sent rougir, a des sueurs quand un professeur l'interroge; de plus, quand il marche, le genou droit plie facilement. Quand il a marché un peu longtemps, quand il fait froid, il ressent des élancements douloureux dans les genoux et l'épaule droite.

Mal de tête écarté en deux séances (somnambulisme). Après cinq autres hypnoses, le travail intellectuel et corporel se fait sans trouble. *La douleur n'est jamais revenue.*

Docteur Bernheim.

Babette Kopp, 29 ans, ouvrière en cartonnage, contracta fin septembre un mal de tête rhumatismal. Quand je la visitai le 3 octobre, elle me dit qu'elle n'avait pas dormi depuis trois nuits à cause de douleurs déchirantes dans toute la tête, qu'elle ne pouvait passer le jour que dans l'obscurité, les fenêtres bien masquées, qu'elle était sans appétit, avec envies de vomir, de ci, de là. Disposée de suite à l'hypnose, elle tomba promptement dans un sommeil assez profond et la suggestion fut accompagnée d'un succès complet car elle déclarait après le réveil n'avoir aucune douleur. Elle eut, comme je l'appris le lendemain, une excellente nuit et ne se plaignait plus que de «gêne» dans la tête. Une répétition de la suggestion, qui aurait été inutile du reste, me fit constater le 5 octobre la guérison complète de la jeune fille, guérison qui, je m'en suis convaincu 15 jours après, est demeurée constante. Docteur Baierlacher.

III.

La guérison des maladies nuisibles pour la volonté.

1. La nervosité, la faiblesse nerveuse, la faiblesse irritable (neurasthénie).

La nervosité est sans conteste la cause principale du manque d'énergie si généralement répandu aujourd'hui. Aussi bien la neurasthénie est le mal le plus répandu de notre époque et il ronge la force de la volonté et de l'énergie dans sa racine, comme par une autre affection.

Manque de domination de l'esprit, irritabilité maladive et mauvaise humeur, états de peur et d'angoisse, découragement et désespoir — voilà les symptômes que l'on rencontre plus ou moins chez les personnes nerveuses.

Le nerveux est incapable de concentrer son esprit sur une tâche quelconque, par ex., en écrivant ou en pensant. L'esprit s'égare dans toutes les directions et se perd dans des rêveries, en dépit de tout effort de volonté! Souvent toute tentative de recueillement de l'esprit, et même une faible attention amène une fatigue pénible et des douleurs variées. Ces malades peuvent lire quelques lignes et les relire à plusieurs reprises sans en saisir le contenu, et sans pouvoir indiquer même en général ce qu'ils ont lu. Ils ont beau mettre ensuite le livre de côté et procéder à autre chose, ils sont obligés d'abandonner aussi cette tentative. C'est souvent un état de rêverie où ils oublient complètement ce qu'ils avaient justement l'intention de faire.

L'irritabilité et la mauvaise humeur surviennent surtout après la fatigue et se manifestent par ce fait que les plus petites choses provoquent une violence et une humeur colérique, qui ne s'étaient jamais présentées à l'état de repos et de bonne santé. Les soucis quotidiens de la vie de ménage, les désillusions, les bruits, le tapage des enfants, deviennent une source continuelle de contrariétés.

Mais surtout la faiblesse nerveuse rend le malade abattu, désespéré. Tandis que son entourage rit de ses plaintes et de ses craintes, il s'abandonne à un désespoir complet. La conscience instinctive de l'insuffisance de sa force pour résoudre la tâche présente ne le quitte jamais. Il est désespéré parce que la force des nerfs est affaiblie et diminuée au point qu'il lui semble déjà comme un fardeau trop grand de supporter la vie.

A cela s'ajoute — comme expression de la faiblesse, de la prostration et de l'insuffisance — une peur constante et une anxiété exagérée. C'est en particulier une crainte générale et indéterminée qui se concentre avec le temps dans la question anxieuse, déterminée, de *ce que la vie pourra bien encore amener.* Ou bien c'est l'appréhension, provenant de l'ignorance de la chose, de tomber encore gravement malade, et spécialement de devenir fou, ou du moins de ne plus pouvoir recouvrer sa fraîcheur et sa productivité d'autrefois, ni son ancienne gaîté.

(Quant aux crises de peur et d'angoisse spéciales — agoraphobie, anthropophobie, etc. — j'en parlerai plus tard.)

Le nerveux végète ainsi, fatigué et abattu. Et cette fatigue et cet abattement ne veulent plus céder; il s'y développe une humeur sombre, âcre, rêveuse, sceptique, pour qui la vie est un fardeau ne valant pas la plus faible mise et qui ne connaît qu'un souhait, celui du repos: le besoin incessant de repos est la caractéristique de la faiblesse nerveuse.

Et comme ce fond d'humeur réagit sur l'esprit et la volonté! Le neurasthénique n'accomplit que difficilement et avec peine nombre de travaux intellectuels qui lui étaient faciles auparavant. Il sait qu'il travaille et se plaint d'être obligé de travailler, tandis qu'autrefois il n'avait pas conscience du travail, ou seulement comme d'un plaisir et d'une joie. Et quand il peut encore travailler avec plaisir, il est obligé de cesser plus vite qu'auparavant.

Mais si grande que soit souvent la peine que coûte le travail de l'esprit, dit très justement le docteur Koch, il est encore souvent plus difficile à un pareil malade de prendre la résolution de travailler. Il ne se met à quelque chose que de mauvais gré. Et ce n'est pas seulement au travail intellectuel qu'il ne se décide que difficilement, mais même souvent aussi à la jouissance, quand il n'est pas toutefois amené par l'inquiétude et l'irritation à réclamer et à rechercher toutes sortes de jouissances et aussi des jouissances intellectuelles, mais où il s'attiédit bientôt, tout comme il est obligé de cesser

avant le temps quand il étudie ou fait autre chose. —
La difficulté de prendre des décisions va fort loin dans
nombre de cas. On le voit surtout distinctement quand
elle finit par s'étendre à des choses où il n'était pas
besoin autrement de décision particulière, ou du moins
où le malade n'avait pas conscience d'une décision et
ne cherchait pas à se rendre compte de sa décision.
C'est surtout dans les transitions de la tare idiopathique
à la tare constitutionnelle chez les individus qui avaient
une prédisposition innée à un amoindrissement psychopathique que la solution des questions tout à fait indifférentes en elles-mêmes peut former un sujet sérieux de
réflexion et nécessiter une décision en règle afin de savoir
si pour arriver à un endroit déterminé on prendra telle
ou telle rue, si on mettra pour cela tel habit ou tel
autre, etc. (Et quand on a enfin pris une résolution,
on ne se sent à son aise, si c'est le cas, que quand les
circonstances répondent à la décision prise enfin, mais
pas non plus quand on a encore finalement changé
d'humeur pour des choses fortuites.) — Chez les natures
consciencieuses, la difficulté de prendre une résolution
devient, le cas échéant, le manque d'amour pour le
travail; et la difficulté, en même temps que l'épuisement
pendant ce dernier, le tourmentent souvent en leur en
faisant chercher la cause seulement dans une paresse
personnelle qu'ils condamnent. Cela conduit souvent à
des efforts surnaturels qui ne font qu'augmenter le mal. —
Dans le domaine de la vie sentimentale la difficulté et
l'épuisement se manifestent généralement en ce que les
choses ne causent plus de véritable joie, ni d'ailleurs de

douleur vraie, naturelle, ou au moins que ses sentiments de plaisir ou de dégoût disparaissent avant le temps. Les objets qui intéressaient beaucoup le nerveux autrefois ne l'agitent plus, ou d'une façon insuffisante; ils lui sont devenus indifférents, il en est au moins blasé, parfois même dégoûté, et l'espoir lui-même n'a plus son ancienne verdeur.

Nous étendre ici sur les *causes* de cette *faiblesse de volonté nerveuse* si extraordinairement répandue aujourd'hui, n'est pas utile. Elles sont dans le surmenage intellectuel prolongé, dans l'accroissement des exigences de la vie professionnelle, dans la hâte et le galop de l'industrie, dans le genre insensé des «délassements» modernes, dans la manie actuelle des émotions, dans l'accroissement et l'absurdité des exigences de la vie, dans les situations malheureuses de famille, dans les passions qui rongent, dans l'excès du culte de l'imagination, les mauvaises lectures, etc., etc.

C'est ce qui fait l'importance particulière du

traitement et de la guérison de la faiblesse nerveuse de volonté.

Dans tous les cas graves où les nerfs sont complètement épuisés et l'incapacité de travail complète imminente, ou bien si l'excès des obligations de famille et de société offrent des obstacles qui ne peuvent s'écarter, il faut absolument que le malade prenne une fois un peu de repos et consacre son congé ou ses vacances à sa guérison. La durée de ce délassement sera, si possible, de 6 à 8 semaines. Quand la durée du repos a été mesurée trop juste, il survient ordinairement — car la plupart des nerveux croient avoir recouvré avec le retour du sentiment de force et de bien-être leur productivité complète — il survient ordinairement avec le retour aux anciennes conditions une rechute qui menace de les ébranler.

Cette nécessité d'un repos de 6—8 semaines rencontre malheureusement beaucoup de difficultés, extérieures — impossibilité d'interrompre ses fonctions professionnelles, de transiger, mauvais état des finances, etc. — et même intérieures.

Souvent, comme le dit excellemment le docteur Römer, toutes les conditions préliminaires d'un rétablissement de la santé prompt et heureux seraient faciles à remplir. Mais les malades opposent eux-mêmes à toute tentative d'aider à changer leur genre de vie, nuisible pour leurs nerfs, une résistance ouverte ou sourde, parce qu'ils ne veulent pas être dérangés dans leurs fonctions excitantes ou leur avidité des plaisirs. Ils ne sont pas rares ceux qui préfèrent vivre d'après la maxime: «Je fais ce que je puis et je souffre ce que je dois». Beaucoup de personnes ont une peur en règle d'être arrachées à la précipitation de la vie et à la manie des émotions ininterrompues et reculent d'effroi à cette seule pensée. Mais pour n'avouer la véritable raison ni à eux-mêmes ni aux autres, ils cherchent involontairement toutes sortes de subterfuges, par ex., que la lutte pour l'existence exige maintenant pareils sacrifices de quiconque ne veut pas qu'on lui «passe sur le ventre». Mais ils ne songent pas que *le mal lui-même* est *souvent suivi de cet échec tant redouté;*

ils ne songent pas qu'une politique qui ne perd pas de vue l'avenir tout entier est bien plus pleine de promesses que celle qui ne dépasse pas le jour même; et ils ne songent pas surtout que le vrai bonheur et la paix intérieure de l'homme sont de plus en plus compromis par l'augmentation du tort fait aux nerfs.

Cette myopie de beaucoup de nerveux augmente en règle générale avec l'aggravation de leur état; beaucoup déclinent d'autant plus sûrement tout ménagement qu'ils en ont plus besoin. Qu'on n'aille pas croire que cette conduite incompréhensible et entêtée soit particulière aux personnes qui manquent d'éducation personnelle; on retrouve la même chose chez des personnes excellentes et vraiment pieuses, seulement avec d'autres prétextes. Elles déclarent que tout «ménagement» de leur personne n'est pas permis, ou bien elles prétendent qu'«on ne doit pas céder à la chair» et qu'il faut «aider à tout prix à la victoire de l'esprit». D'autres disent qu'«elles doivent rester à leur poste» et des amis bienveillants les fortifient encore dans cette pensée, tout comme si on pouvait faire monter encore la garde à un soldat malade. Mais malheureusement cette manière d'entendre la vie, supérieure en apparence, a généralement pour conséquence d'empêtrer le malade de plus en plus profondément dans son mal, jusqu'au moment où il ne trouve plus d'issue et où ses conseillers eux-mêmes restent perplexes.

Les chances de salut des nerveux sont souvent favorables quand ils peuvent se rendre 6 à 8 semaines dans un des nombreux établissements pour nerveux.

Le prix varie entre 8 et 12 francs et atteint en moyenne
10 francs par jour, sans compter les accessoires. En
retour le malade a le logement, la nourriture, le traitement médical, les bains et tout ce qui rentre dans le
traitement de la cure.

Malgré ce prix relativement peu élevé, le traitement
dans un établissement est encore hors de la portée de
la majorité des malades et une grande partie de ceux-
mêmes qui réussissent à gagner péniblement la somme
nécessaire est obligée de raccourcir la cure à cause des
frais. Dès le début on fixe au malade une date à
laquelle il quittera l'établissement, au lieu d'attendre la
guérison. Et comme elle nuit elle-même pendant ces
quelques semaines l'anxiété de savoir si la guérison sera
obtenue!

Ceux qui ne peuvent se payer un traitement dans
un établissement peuvent tirer grand profit d'un «changement d'air». Ces malades iront de préférence dans
une région riche en forêts et surtout en bois de coni-
fères ou au bord de la mer. Les personnes qui ont
une assimilation et une désassimilation rapides choisiront
un climat méridional ou élevé; aux phlegmatiques un
séjour dans les villes d'eaux du nord ou dans les stations
élevées des Alpes est recommandable. Toutefois les hau-
teurs dépassant 3000 pieds ont souvent une action désavantageuse sur le système nerveux; il y survient facilement
de la fatigue et un penchant au mal de tête.

Les bains des villes d'eaux du nord, même quand
le séjour ne leur ferait pas de mal, ne sont pas à conseiller aux personnes débiles, pas plus que les bains

4*

froids, à lames et à douches. Les établissements hydro-
thérapiques ne sont pas faits non plus pour les personnes
nerveuses; règle générale, elles en sortent plus mal
qu'elles n'y sont entrées. Très recommandables sont les
bains chauds de 31—33 ° C. De même les bains d'eau
saline ou de boue des localités comme Kösen, Sulza,
Wiesbaden, Nauheim, Baden - Baden ont souvent une
action salutaire. C'est à bon droit aussi que les stations
comme Teplitz, Gastein, Ragatz, Johannisbad, Baden-
viller et les sources d'Aix-la-Chapelle, Burtscheid, Warm-
brunn, Landeck, Budapest, sont renommées contre les
affections nerveuses de toute sorte.

En revanche il faut déconseiller aux personnes
faibles des nerfs les grands voyages circulaires, si fort
à la mode aujourd'hui.

Un voyage ne procure du plaisir et des distractions
qu'aux personnes saines. Mais chez celles dont le
système nerveux est fortement ébranlé, ou qui sont fort
déprimées par une maladie chronique, il a une action
plutôt nuisible. Les voyages sur terre et sur mer, même
avec tout le confortable qu'on peut se procurer avec
de l'argent, ne vont jamais sans de nombreuses fatigues.
Ils exigent un minimum de réserve de force nerveuse
pour supporter ce surmenage, minimum qui manque ou
est fort à court chez les neurasthéniques. Pour les uns
la cure de voyage ne donne dans cette maladie que des
résultats très problématiques, pour la plupart négatifs
et parfois elle est tout à fait nuisible.

Il n'est pas rare que les neurasthéniques quittent

pour assez longtemps leur famille, leurs affaires et leurs fonctions pour faire de grands voyages, où ils consument presque toutes leurs forces, tandis qu'ils espèrent rentrer guéris de cette étrange maladie qui leur rend la vie insupportable. Ils se préparent à cette entreprise pleins de courage et de confiance et non sans de lourds sacrifices. Mais dans ce voyage circulaire vertigineux, ils sont solitaires et abandonnés, ne s'amusent ni ne se distraient. La nature ne leur offre rien d'intéressant, n'éveille en eux aucune émotion. Ils tournent de plus en plus leurs regards sur eux-mêmes et se confirment les troubles de leur mal. D'autres qui souffrent d'une inquiétude intérieure, maladive, recherchent de préférence les émotions d'une partie de montagne difficile, d'une course, etc. Leur état, en règle générale, ne fait qu'empirer. Il faudrait surtout les convaincre qu'il est aussi courageux de rester en repos, à se chauffer seul au soleil.

L'épuisement incessant de la force nerveuse par cette activité continuelle de l'esprit et du corps, prête à leurs symptômes nerveux, déjà existants, un caractère plus malin et en provoque d'autres non moins gênants, jusqu'à ce qu'enfin les malades rentrent au logis méfiants, fatigués, abattus, dans un état encore plus mauvais.

Il faut en conclure que les voyages, dans les cas graves de neurasthénie chronique, sont hors de saison et qu'ils ne peuvent être utiles que dans les cas de gravité moyenne quand ils sont pourvus de toutes les commodités de la vie et quand le malade est accompagné par une personne amie et instruite, qui sait le distraire favorablement en éveillant dans ces voyages l'intérêt pour tout ce qui l'entoure.

Heureusement, les cas sont nombreux où une nervosité existante disparaît rapidement par un séjour à la campagne. L'air frais en abondance, le changement de nourriture, la tranquillité de la vie champêtre, l'excitation produite sur l'esprit par les conditions nouvelles, le commerce avec la nature ou au moins avec les personnes et surtout le fait qu'en quittant la maison on échappe à beaucoup d'influences nuisibles, que ni le nerveux ni les siens ne peuvent tenir suffisamment à l'écart, tout cela exerce un effet extrêmement bienfaisant.

Comme preuve je citerai deux cas intéressants de nervosité guérie, racontés par le célèbre aliéniste Koch.

A. L., employé, avec des fonctions fatigantes, a dépassé la quarantaine. A la suite d'efforts intellectuels accumulés, dépassant encore la mesure ordinaire, il se développe assez rapidement un abattement et une fatigue du système nerveux. Les premiers symptômes qui le démontrent consistent en ce que le sommeil est moins profond et ne restaure plus, et que le plaisir de ses fonctions décroît avec l'amour du travail. Son intérêt, même pour les fantaisies qui le passionnaient autrefois, est paralysé. Cela augmente au cours de quelques semaines. Le sommeil devient agité et des rêves obsédants apparaissent. Quand le sommeil a été particulièrement mauvais, le malade est souvent le lendemain fort sensible au bruit, parfois aussi tressaillement musculaire, fibrillaire, et disposition à trembler. De ci de là, légers sentiments d'anxiété et palpitations cardiaques. Ce qu'il fait à la maison et dans son bureau est toujours bien soigné et sûr, il s'y met aussi généralement à temps; mais il lui en coûte de commencer le travail, il l'accomplit en soupirant; il se fatigue plus tôt que de coutume et l'achève aussi moins vite qu'auparavant. Il survient une aversion particulière pour tout ce qui sort du schème quotidien. Beaucoup de choses qu'il ne confiait pas volontiers à d'autres, il préfère maintenant en laisser le soin à d'autres membres de la famille. Dans beaucoup d'affaires, il aime mieux n'en rien savoir. Il survient aussi une irritabilité qui se tient d'ailleurs dans des limites modérées. Beaucoup de choses qui l'auraient amusé autrement, le contrarient maintenant. Souvent les jeux de ses enfants lui donnent mauvaise humeur. — — Un voyage en Suisse accompli commodément et avec tranquillité ramène vite la gaieté et la tonicité anciennes. Le sommeil y redevient normal en peu de jours.

G. E., savant, 52 ans. Des surmenages intellectuels forts et prolongés, le manque de délassement corporel et intellectuel, l'influence consécutive de contrariétés et de soucis lui ont acquis une tare psychopathique, dont l'apparition peut d'ailleurs avoir été favorisée par l'existence d'une lésion héréditaire (prédisposante). Au début il n'apparut que la fatigue et l'épuisement de la tare idiopathique légère. De plus en plus incapable de penser d'une façon continue et avec effort, il devient sensible, irritable et capricieux. Le commerce avec des étrangers lui causait du malaise. Il découvrait des difficultés où il n'y en avait pas et montrait un abattement insuffisamment motivé par les contrariétés qu'il avait. Il survint chez lui une certaine agitation continuelle, puis parfois une peur vague de l'avenir et la crainte d'avoir encore à la fin un ramollissement du cerveau. Il n'eut jamais de réelles atteintes d'hypocondrie et de mélancolie véritable. Il jugea toujours son état aussi exactement qu'un profane peut le faire et ajouta complètement foi aux conseils du médecin. Bientôt, la crainte du ramollissement cérébral disparut, bien que le mal se fût déjà accru. Comme il ne s'était pas ménagé à temps, voulant à tout prix finir les travaux qu'il projetait, le mal augmenta et la tare, de légère, devint grave. Au commencement, quand il faisait de grands efforts d'esprit, ses pensées se brouillaient légèrement d'un façon passagère, en sorte qu'il dut à la fin cesser de travailler des heures et même des journées, ou du moins se limiter beaucoup. Puis la mémoire refusa de ci de là.

Il oublia des objets de son trésor scientifique, des noms de personne, etc.; mais il avait encore le sentiment que les choses oubliées n'étaient pas complètement sorties et ne manqueraient pas toujours et qu'au contraire il n'y avait qu'en ce moment qu'il ne pouvait pas les trouver. Mais il oublia surtout les devoirs qu'entraîne la vie ordinaire. Il oubliait un ordre qu'il devait donner à un moment déterminé, etc. Quand il lisait, il comprenait visiblement moins vite et plus difficilement et aussi avec moins de pénétration de jugement qu'autrefois. Mais il continuait à pouvoir travailler. Aux irrégularités psychiques s'ajoutèrent toutes sortes d'irrégularités corporelles, dont le nombre et la force augmentèrent avec les progrès du mal. Parmi ses anomalies psychiques, ce qu'il y avait surtout de désagréable pour son entourage, c'était l'augmentation de la sensibilité et de l'irritabilité, qui avaient atteint dans le deuxième ou le troisième mois du mal un assez haut degré. A ce moment une prétendue déconsidération de la part des siens — et ceci plus facilement qu'un événement sérieux — pouvait amener subitement les explosions de colère les plus violentes, où il se livrait à des actes (destruction d'objets) étrangers à sa nature autrefois. A peu près au moment où l'irritabilité croissait, survenait un plus grand besoin de sommeil. Mais celui-ci était de moins en moins réparateur. Il avait des songes vifs et fatigants. Il était par exemple souvent obligé en songe d'accompagner tout le cours de scènes aventureuses, hâtives, de paroles qui les racontaient comme dans un récit, tandis qu'elles se déroulaient. Il rêva même une fois qu'il lisait, imprimée, la description des événements rêvés, tandis qu'ils s'accomplissaient; mais cela n'allait pas sans obstacle et il était obligé de revoir l'épreuve assez exactement et vite. Souvent ses rêves étaient de nature particulièrement anxieuse. Le sommeil gagnait en inquiétude et fut souvent encore troublé par des éruptions de sueur. Enfin il manqua souvent pendant des heures entières, surtout quand il avait eu quelque petit désagrément la veille ou qu'il attendait un événement particulier le lendemain. Mais il attachait souvent déjà l'importance d'événements particuliers à des choses dont il ne s'était pas spécialement occupé autrefois et qu'il avait en tout cas surmontées sans effort. Quand elles étaient terminées le jour suivant, il était souvent lui-même étonné d'avoir vu une montagne où il y avait eu à peine une colline. Mais la fois suivante il ressentait à nouveau la même appréhension et en perdait encore le sommeil. Quand l'état se fut aggravé, il survint par moment des chaleurs à la tête (en même temps rougeur du visage, bourdonnement d'oreille, sensibilité au bruit), puis des étourdissements (en partie, mais pas toujours, de pair avec les chaleurs), des tremblements musculaires, fibrillaires, la crampe des écrivains de nature atactico-parétique, des palpitations de cœur et une augmentatior de l'excrétion d'acide urique, etc. Chose curieuse, l'appétit et la digestion demeurèrent toujours bons. Quand il avait des chaleurs modérées à la tête, l'irritabilité était en général beaucoup plus faible. Pendant quelque temps on constata un phénomène que j'ai déjà observé ailleurs. Il s'annonçait souvent légèrement, dès la nuit précédente, une augmentation de l'irritabilité (et aussi une congestion) qui ne se faisait remarquer qu'au cours du jour suivant. Il rêvait alors qu'il se disputait avec les siens ou avec n'importe qui. Le sommeil était beaucoup meilleur ces nuits-là. Au réveil il sentait sa tête et son humeur plus libres. Mais la querelle arrivait régulièrement, quelque effort qu'il fît pour l'empêcher de naître, c'est-à-dire pour contenir chez lui toute explosion d'irritabilité. — Un séjour prolongé à la campagne, où il cessa ses travaux intellectuels accoutumés, ne s'occupant d'ailleurs que très modérément, amena bientôt une amélioration et enfin, quand les contrariétés mentionnées eurent diminué, un rétablissement complet.

Remarque. Si je recommande à tout nerveux, en état de le faire, une cure de 6—8 semaines dans un établissement pour nerveux, je n'ignore pas qu'ils ne répondent nullement à toutes les exigences. Les instituts pour nerveux abusent beaucoup trop de l'eau et du massage et commettent avant tout la grosse faute de ne

pas aborder le côté de l'âme et du cœur du malade. Il
y manque beaucoup de médecins ayant un regard psycho-
logique juste, de médecins connaissant véritablement
l'homme. C'est un devoir impérieux de l'avenir de créer
des établissements où les malades puiseront, avant tout,
la gaieté fraîche et saine de l'esprit et de l'âme et appren-
dront surtout à régler leur travail et leur vie.

La plus grande partie, de beaucoup, des neurasthéniques *ne se laissent pas enlever à leurs occupation
professionnelles*. Tant que la nervosité n'a pas encore
acquis un haut degré et que les devoirs professionnels
sont remplis de façon suffisante, on peut encore obtenir
beaucoup à la maison. Seulement l'état pathologique dure
alors un peu plus longtemps et la guérison ne va pas sans
beaucoup plus d'inconvénients pour tous les intéressés.

Malheureusement, nombre de personnes faibles de
volonté ne savent pas seulement qu'elles sont neurasthéniques. Comme toute maladie, la nervosité peut aussi
rester inconnue du malade et de son entourage: le manque
d'énergie et de courage sont alors considérés tout simplement comme des défauts de caractère et il ne vient
à l'idée de personne que la faiblesse de volonté est
maladive et, partant, guérissable.

Pour permettre à mes lecteurs de juger par eux-
mêmes, s'ils présentent déjà les premiers symptômes de
la faiblesse nerveuse, je fais suivre un aperçu de tous
les symptômes neurasthéniques sous la forme où le
docteur Koch les a si excellemment résumés:

Outre les particularités intellectuelles déjà décrites, on rencontre les troubles corporels suivants:

Amaigrissement, anémie, troubles de la digestion (disposition à certains catarrhes), irrégularités du sommeil et dans la vie des songes, vertige, accès de faiblesse, facilité à s'effrayer, sensibilité aux bruits, manque de mots et symptômes semblables. Puis nous ne devons pas oublier l'attitude de ces tarés nerveux envers l'alcool et autres excitants et aliments, ni quelques anomalies qui surviennent dans leur vie sexuelle.

Quand un individu taré, légèrement nerveux, maigrit, quand sa peau devient pâle, luride, sèche et prête à se gercer, ses cheveux hérissés, que les cercles connus se forment autour de ses yeux et qu'une fatigue et un abattement continuels se manifestent dans ses traits et dans toute sa contenance, cet individu peut paraître très souffrant. Mais il s'en faut qu'on reconnaisse immédiatement chez une personne faiblement nerveuse qu'elle est souffrante. Certains ont peut-être les joues rentrées et des traits fatigués, mais pas au point qu'on doive penser à quelque chose de maladif. Il y a des cas légers, où les nerveux ont un air florissant, vigoureux et bien nourri; quelques-uns même engraissent pendant leur mal. Pourtant cela se présente plutôt dans les cas où la tare n'est pas purement nerveuse, et suppose au moins toujours une prédisposition nerveuse.

Les troubles fonctionnels de digestion, en général les anomalies fonctionnelles du côté de l'estomac et de l'intestin, surviennent de façon variée dans les cas de tare idiopathique légère. — Parmi les différents symptômes et les conséquences qui s'y rattachent, je citerai sourtout les aigreurs d'estomac qui surviennent fréquemment, souvent déjà aux moindres occasions, et qui semblent d'ailleurs moins fréquentes chez les individus dont la digestion est dans un état de prostration que chez ceux qui digèrent bien autrement. Je les rencontre d'ailleurs plutôt chez ceux qui sont prédisposés par leur constitution. Cela arrive souvent — et surtout aux époques où un taré se surmène particulièrement — à peu près chaque soir régulièrement. Comme exemple d'anomalies s'y rattachant et appartenant au domaine moteur, citons la paresse des mouvements de l'intestin. — Ce qui montre que dans le trouble de la digestion il s'agit souvent simplement d'anomalies fonctionnelles sécrétoires et vasomotrices, c'est que les embarras de la digestion vont avec une sécheresse particulière du nez, des cheveux, etc., et que les deux ordres de phénomènes disparaissent de même ensemble.

Beard cite parmi les symptômes de la «neurasthénie» une congestion passive de la conjonctive qui arrive et disparaît promptement, et pendant laquelle le malade peut sembler «ivre ou atteint d'un catarrhe grave de yeux».

En ce qui concerne les anomalies fonctionnelles du sommeil, on rencontre surtout chez les individus avec tare idiopathique légère l'insomnie ou la diminution du sommeil; mais on trouve aussi un sommeil excessif. Dans ce cas le besoin de sommeil est augmenté; dans le premier cas il peut-être mesuré, mais aussi relativement accru ou diminué.

L'irritabilité et l'irritation nerveuses générales de ces malades, on le comprend bien, peuvent aussi se manifester dans un dérangement du sommeil. L'insomnie complète n'apparaît que passagèrement, seulement quelques heures, surtout l'insomnie réelle. Elle ne s'étend pas à la nuit entière. Mais on sait que beaucoup s'imaginent souvent ne pas avoir dormi de la nuit, ou très peu seulement, tandis que leur entourage peut constater qu'ils ont dormi, et même assez, et sans interruption. Sans doute ce sommeil est alors trop peu profond puisqu'il ne suffit déjà pas à restaurer. — Il est remarquable que beaucoup d'individus qui ont une tare idiopathique peuvent sortir, pour les moindres causes, du sommeil ou d'une fatigue qui leur promettait du sommeil. Au moment où j'écris ces lignes, j'observe quelques messieurs qui se fatiguent chaque soir en augmentant leur consommation de bière, tout en se tenant tranquilles. Si fatigués qu'ils deviennent ainsi, les plus petites choses, comme par ex. le tintement léger d'un objet ou une contradiction insignifiante qu'on leur oppose dans des choses indifférentes, les font souvent sortir subitement de leur envie de dormir. — Ajoutons que beaucoup de tarés qui pourraient encore dormir, peuvent aussi en être empêchés par des démangeaisons et autres circonstances du même genre qui dépendent de leur mal.

Comme le sommeil et le besoin de sommeil, les songes peuvent aussi souvent présenter les mêmes anomalies dans les états qui nous occupent. Non seulement les songes se poursuivent souvent toute la nuit, mais ils sont encore trop intenses, trop fatigants et aussi par là même trop diversement influencés pour que le malade dorme assez profondément.

Il se déclare aussi dans leurs rêves toute sorte de tourment et de difficulté, d'irritation, d'inquiétude et autres irrégularités psychiques dont souffrent les individus qui ont une tare idiopathique légère. Dans le domaine somatique et mixte il apparaît aussi plusieurs sortes d'anomalies pendant les songes de ces individus: frayeur, inquiétude motrice, etc. — Quand le taré oscille dans ses songes entre le sommeil et l'état de veille, ou dort, mais pas assez profondément, cela peut contribuer chez lui à l'opinion qu'il n'a pas dormi, ou à peine, mais qu'il a été aux prises avec ses pensées et ses demi-représentations de rêves, généralement à l'état de veille.

Les accès passagers ou prolongés d'étourdissement sont plus fréquents chez ceux qui ont une tare nerveuse légère que les accès de faiblesse.

La facilité à s'effrayer n'est pas rare dans ces états, bien que généralement peu caractérisée.

Ce symptôme n'apparaît du reste généralement que dans les redoublements particuliers, passagers, du mal, comme peuvent en provoquer l'augmentation des efforts intellectuels, les veilles, les excès, etc.

Outre la facilité à s'effrayer, il apparaît aussi souvent une sensibilité au bruit. Les tarés intelligents la distinguent aisément de la facilité à s'effrayer, à laquelle elle peut aussi s'unir. — Les bruits ne font pas peur, ils ne sont pas non plus ressentis plus fortement qu'autrefois, mais ils font un mal particulier, physique et psychique.

Ce ne sont pas toujours les bruits forts qui ont cet effet. Au contraire, ils sont souvent bien faibles seulement, comme par ex. le tintement léger de tasses et de cuillers. Et c'est toujours chez chaque individu une série particulière de bruits qui produisent l'effet désagréable mentionné. J'ai vu ce symptôme apparaître d'une manière fort caractérisée dans beaucoup de cas de tare semblable, et surtout chez les prédisposés, mais toujours seulement dans les redoublements passagers du mal.

L'attitude envers l'alcool, chez les individus qui ont une tare idiopathique légère, du côté physique comme du côté psychique, est souvent différente de ce qu'elle était auparavant. Dans certains cas on constate une diminution, dans d'autres un accroissement de la tolérance pour l'alcool. Mais il y a aussi des cas où la résistance à l'alcool ne change pas ou d'une façon à peine remarquable.

L'attitude de ces tarés envers nombre d'autres excitants et aliments est comme envers l'alcool. Mais le même individu se comporte très souvent différemment envers différents aliments.

Quand un individu avec une tare idiopathique légère ne se comporte pas durant toute la durée de son mal de la même façon envers les excitants et les aliments, il n'en existe pas moins chez lui toujours une sorte d'attitude. — Quand la tolérance d'un individu avec une tare idiopathique pour les excitants et les aliments augmente, il existe aussi chez lui un certain désir de ces choses. Les deux vont ensemble.

Comme anomalies sensibles, au sens plus large, il faut nommer ici: faiblesse de la vue, bourdonnement d'oreilles, arrière-odeurs, arrière-goûts, mal de tête, douleur au-dessus de la colonne vertébrale, pression dans la tête et symptômes semblables, sensibilité du cuir chevelu, de la colonne vertébrale et d'autres endroits du corps, douleurs névralgiques, douleurs rhumatismales, démangeaisons, sensation d'engourdissement de la peau, de fourmillement, etc., palpitations, sensation de pulsation des vaisseaux, sentiment d'oppression.

La faiblesse visuelle est toujours produite, quand la tare idiopathique est légère, par des causes occasionnelles particulières comme nous les avons indiquées à plusieurs reprises déjà. Mais pour la provoquer il suffit d'excès, etc., qui n'ont pas cette action sur les personnes saines.

Parmi les symptômes de la «neurasthénie», Beard cite aussi les mouches volantes, qui apparaissent sons l'influence de causes excitantes et disparaissent comme les autres symptômes nerveux.

Des arrière-odeurs et des arrière-goûts, celles-là sont plus fréquentes que ceux-ci. — Les sensations qu'il faut ranger ici sont, ou bien des arrière-odeurs et des arrière-goûts, au sens propre, persistant quelque temps, ou bien ils reparaissent sans cesse à nouveau au lieu d'autres sensations, chaque fois que l'on sent ou que l'on goûte.

Ces anomalies encore sont provoquées d'ordinaire par des chocs occasionnels particuliers, les arrière-odeurs encore spécialement par des excès sexuels et par les veilles. — Les arrière-odeurs, qui surviennent d'ailleurs de préférence avec les mauvaises odeurs, sont surtout gênantes quand, comme je l'observe fréquemment chez des individus âgés, prédisposés par leur constitution, on ne sent plus toutes les qualités d'odeurs, et que celles que l'on sent encore sont exclusivement ou en majeure partie de nature désagréable.

Le mal de tête, tans la tare idiopathique légère, survient tantôt plus dans le cuir chevelu, tantôt plus en profondeur. — Moint fréquentes que le mal de tête sont les douleurs au-dessus de la colonne vertébrale.

La sensibilité du cuir chevelu, de la colonne vertébrale et d'autres endroits du corps se fait remarquer souvent, dans ces états, déjà quand on touche légèrement les parties en question.

Il faut encore citer spécialement ici l'œil irritable, l'asthénopie neurasthénique (Beard). On peut au moins observer de temps à autre ce symptôme à des indications chez les individus qui ont une tare idiopathique. Mais elle pourrait bien se trouver davantage chez ceux qui ont une prédisposition névropathique. Des douleurs névralgiques et rhumatismales peuvent survenir aux endroits les plus différents du corps et être en même temps de nature plutôt vague ou demeurer limitées à des endroits déterminés.

Leur caractère varie. Elles sont occlusives, lancinantes, cuisantes, etc.

Des démangeaisons de la peau, la sensation d'engourdissement de la peau, de fourmillement et autres peuvent aussi apparaître à différents endroits.

Les démangeaisons de la peau surviennent dans beaucoup de cas surtout dans la région des parties sexuelles. La sensation d'engourdissement se rencontre surtout à la plante des pieds, le fourmillement aux extrémités et dans le dos. Au front on a souvent la sensation qu'une toile d'araignée y est appliquée.

Quand les palpitations durent plus ou moins longtemps et que c'est là une anomalie purement sensible, les battements du cœur ne sont ni plus forts ni accélérés.

La sensation de pulsation des vaisseaux peut avoir lieu à différents endroits. Elle peut dépendre de l'augmentation de l'action du cœur; mais peut aussi survenir sans celle-ci, comme anomalie purement sensible.

Le plus souvent on ressent dans ces états une pulsation des vaisseaux qui monte de la poitrine jusque dans le cou, aux tempes et aux doigts, surtout la pointe des doigts. — Ce symptôme se trouve aussi surtout chez les prédisposés.

Aux palpitations s'ajoute fréquemment un sentiment d'oppression, qui d'ailleurs, et surtout chez les prédisposés, peut aussi souvent survenir seul.

Quand l'oppression augmente, il y a souvent une tendance à bâiller. Le bâillement amène alors un soulagement immédiat, aussi beaucoup de tarés le provoquent-ils.

Comme anomalies motrices, nous citerons: anomalies dans l'écartement et la forme des pupilles, tremblement nerveux, tressaillement musculaire fibrillaire, frayeur convulsive, crampes musculaires toniques, symptômes atactiques, paralysies.

Comme modifications pathologiques dans l'écartement et la forme de pupilles, nous citerons la dilatation et le rétrécissement des deux pupilles, la dilatation et le rétrécissement d'une seulement, ou d'une pupille plus particulièrement, l'alternance entre la dilatation et le rétrécissement des deux pupilles ou d'une pupille, la modification de la forme d'une pupille ou des deux pupilles.

On rencontre le plus souvent la dilatation des pupilles.

Le tremblement nerveux qui survient dans la tare idiopathique légère, comme symptôme partiel, est plus ou moins répandu et se produit le plus fréquemment à la suite d'excès, etc., et quand il arrive une émotion particulière. En tout cas il augmente d'ordinaire avec ces causes.

Dans beaucoup de cas il se borne essentiellement aux mains. Mais rappelons qu'il peut apparaître aussi à la langue — quand on la tire.

Les tressaillements musculaires fibrillaires surviennent volontiers, dans la tare idiopathique, et peut-être exclusivement dans la tare idiopathique pure, à la suite de causes particulières, comme par ex. l'augmentation des efforts intellectuels, les veilles, les excès.

Ils se trouvent le plus souvent au visage, puis aux extrémités supérieures. Mais ils apparaissent aussi aux extrémités inférieures et à d'autres endroits du corps.

Une frayeur convulsive arrivant sans cause apparente survient le plus souvent immédiatement avant le sommeil. Mais elle peut aussi apparaître à l'état de veille.

Elle n'arrive pas exclusivement, mais de préférence pourtant, chez les individus qui s'adonnent aux excitations de l'onanisme.

Des crampes musculaires toniques, les crampes au mollet sont les plus fréquentes.

Elles surviennent souvent plus ou moins exclusivement la nuit. Du reste les crampes musculaires toniques peuvent aussi paraître à la bouche, aux bras et à d'autres endroits du corps. — Souvent je constate que dans les tares idiopathiques les fortes contractions musculaires volontaires suppriment avec une facilité extraordinaire les crampes toniques dans les muscles dont il s'agit.

Les chaleurs à la tête, avec rougeur et chaleur, soit dans toute la tête, soit plutôt dans certaines parties, les mains et les pieds froids ou au contraire très chauds, avec pâleur, rougeur, etc., se trouvent aussi dans la tare idiopathique pure.

Enfin nous devons encore rappeler certains troubles d'innervation trophiques et sécrétoires. Ils se manifestent de différentes manières. Les symptômes généraux qui s'y rattachent, comme l'amaigrissement et l'anémie, celle-ci visible à la peau et aux muqueuses, ont été traités plus haut. La sécheresse maladive de la peau et des cheveux qu'il faudrait citer ici, a été mentionnée en passant. Nous citerons encore l'apparition de l'humidité exagérée de la peau, qui se manifeste dans des sueurs, tantôt locales, limitées par ex. aux mains et aux pieds, tantôt générales, etc.

Les anomalies somatiques que nous avons citées n'existent pas toutes dans la faiblesse nerveuse légère. Et les anomalies somatiques qui apparaissent au cours d'un tel mal ne surviennent pas toutes pendant toute la durée du mal, ou si elles existent pendant toute sa durée, ce n'est pas avec la même intensité toujours.

Ceux qui observent sur eux un ou plusieurs des symptômes énumérés plus haut, et ne souffrent pas d'autre maladie, doivent se considérer comme nerveux, faibles de nerfs, neurasthéniques, au sens de notre traitement. Il n'existe alors visiblement qu'un degré faible de neurasthénie.

Pour combattre leur faiblesse nerveuse de volonté, *tous ceux qui sont devenus faibles de volonté à un faible degré, et ceux qui sont gravement malades,* mais ne peuvent quitter leurs occupations professionnelles, devront se soumettre chez eux à une cure composée essentiellement d'une cure d'engraissement et d'un cours d'exercices psycho-corporels, et qui est une modification de la célèbre cure Wéir-Mitchell.

Dans la

1ère semaine

il faut exécuter rigoureusement les exercices suivants:

10ième exercice de volonté.

Vous consacrez entièrement au repos le temps libre de travail et d'occupation. A midi vous vous mettez au moins 2 heures au lit et si possible encore une heure au cours de la matinée et de l'après-midi (par ex. de 10 à 11 heures et de 5 à 6 heures) sur le sofa.

11ième exercice de volonté.

Après chaque demi-heure de travail couchez-vous horizontalement 5—10 minutes sur la chaise longue, etc. La nuit dormez 9 heures.

Que le malade ne se tranquillise pas en disant que ces exercices de volonté sont tout à fait impossibles, qu'il y perdra le fil, etc. L'expérience a montré déjà chez de nombreux malades qu'en dépit de circonstances difficiles ce système de pauses peut quand même s'exécuter.

12ième exercice de volonté.

Au lieu du café le matin et l'après-midi, ou du thé le soir, vous prenez du cacao ou du lait. Vous intercalez un second déjeuner, auquel vous prenez de la viande ou des œufs, et encore un repas intermédiaire avant le souper. Vous prenez chaque jour 1—1 litre $^1/_2$ de lait. Spiritueux tout au plus en petites quantités.

Dans la

2ième semaine

de cette cure partielle d'engraissement commence un léger massage.

5*

13ième exercice de volonté.

**Vous vous faites masser chaque soir 30—40 minutes
as trop fort. Après le massage vous ne vous levez plus,
nais vous vous rendez au contraire au lit.**

Pendant la

3ième semaine

aussi on continue encore la cure d'engraissement des
1ère—2ième semaines. Mais maintenant commence à la
place du massage la gymnastique active, l'école métho-
lique et l'éducation des muscles et des forces du corps.
La gymnastique de chambre comme Schreber l'a pres-
rite, et pouvant s'éxécuter partout, est de beaucoup ce
qu'il y a de meilleur.

La gymnastique, l'équitation, la danse, l'exercice,
la chasse, la natation, les travaux de jardin, etc. — si
salutaires que soient ces mouvements en général, ne
peuvent être employés que par peu de personnes et
encore pas avec une continuité régulière. Pas un d'entre
eux n'offre l'universalité entière qui permît d'atteindre
entièrement par lui seul le but hygiénique. C'est encore
oins le cas pour la promenade, qu'on y mette le temps
t la conséquence que l'on voudra.

Mais il y a une autre voie pour atteindre ce but
ygiénique, autant qu'il peut l'être par le mouvement,
d'une manière simple, aisée, exécutable dans tous les
cas et complète, permettant d'obtenir l'éducation complète du corps dans la jeunesse, l'augmentation de la
force et de la santé à l'âge adulte et la conservation de
la vigueur jusqu'à l'âge le plus avancé. C'est la gym-

nastique sous forme de mouvement libre des organes, fondée sur l'anatomie. En revanche elle exige peu de chose.

Il ne faut pour cela rien autre chose que — de la bonne volonté et tous les jours une demi-heure de temps.

Je vais présenter ici une ordonnance de ces formes de mouvement qui, commençant à la tête et arrivant par toutes les parties du corps jusqu'aux pieds, mettent en activité, avec une vigueur appropriée, les parties les plus importantes des muscles du corps entier et, sans compter pour des buts hygiéniques spéciaux, n'en remplissent pas moins le but hygiénique d'une activité musculaire universelle pour tous les âges et les deux sexes. Les 3 nombres indiqués auprès de chaque exercice donnent à peu près la mesure de l'augmentation au cours du temps, et en même temps les différentes limites à fixer suivant les différences individuelles d'âge, de sexe et de constitution. On procédera à ces exercices dans l'ordre, à un moment déterminé, avant le souper dans une chambre avec la fenêtre ouverte si possible ou, aussi souvent que le temps et l'occasion le permettront, à un endroit tranquille en plein air. On les exécutera debout, dans une attitude ferme, assurée. Entre les différents exercices on fera de petites poses qu'on emploiera à aspirer et à expirer plusieurs fois, tranquillement mais profondément.

1. Exécuter avec la tête un mouvement circulaire — 10, 20, 30 fois. La tête exécute un mouvement de droite à gauche et aussi souvent de gauche à droite, en décrivant ainsi un cône dont la base circulaire est aussi

étendue que le permet l'articulation du cou. Dans cet exercice le reste du corps doit être maintenu dans une immobilité complète. S'il y a une tendance au vertige, il est très bon au commencement de rester assis pour exécuter les exercices.

2. Exécuter avec les bras un mouvement circulaire — 8, 12, 20 fois. Les bras, fortement tendus, sont dirigés d'avant en arrière et aussi souvent d'arrière en avant: ils décrivent ainsi un cercle d'un rayon aussi grand et aussi tendu qu'il est possible, comme deux ailes de moulin tourneraient aux côtés du corps du moulin. Il faut avoir soin dans cet exercice de faire passer les bras tout près de la tête: ce mouvement, que l'on arrive à réaliser dans la plupart des cas peu à peu seulement par la pratique, exige positivement une liberté complète dans l'articulation de l'épaule.

3. Exécuter un mouvement circulaire avec le tronc — 8, 16, 30 fois. Le tronc, tournant seulement sur l'articulation des hanches, décrit de droite à gauche, et aussi souvent de gauche à droite, un cône dont la base circulaire est aussi étendue en long et en large que l'articulation de la hanche le permet. Lorsqu'il y a une tendance au vertige, qui du reste disparaîtra généralement bien vite, ou devra exceptionnellement en commençant s'asseoir pour exécuter le mouvement.

4. Exécuter un mouvement circulaire avec la jambe — 4, 6, 8 fois avec chaque jambe. L'une des jambes complètement tendue décrit un cercle aussi étendu que possible; aussitôt que le pied, revenu à son point de

départ, touche le sol, l'autre jambe recommence le même exercice. On continue ainsi à opérer de même avec régularité et alternativement avec chaque jambe. Le haut du corps doit autant que possible être maintenu droit et immobile.

5. Etendre les bras en avant — 10, 20, 30 fois. Flexion et extension énergiques des bras à l'articulation du coude en ligne droite en avant. Le mouvement est exécuté le poing bien fermé et tous les muscles des bras fortement tendus. La même plénitude de force est appliquée à l'extension et à la flexion des bras, de manière cependant que l'extension n'imprime pas de trop fortes secousses à la tête. On fera comme si on voulait attirer à soi un objet, avec les deux bras et de toutes ses forces, pour le repousser ensuite de la même façon.

6. Etendre les bras en dehors — 10, 20, 30 fois. Mouvement tout à fait semblable, mais au lieu d'exécuter les mouvements en avant, on les exécute sur le côté.

7. Ecarter les bras horizontalement — 8, 12, 16 fois. Les bras, après avoir été bien étendus et bien allongés, sont rapprochés horizontalement avec force, sont simultanément écartés en arrière avec vigueur, tout en restant dans le même plan horizontal, comme si l'on voulait déchirer un objet situé dans les mains.

8. Faire rouler le bras sur lui-même — 30, 40, 50 fois. Cet exercice se trouve mis en pratique quand on s'imagine qu'on a dans chaque main une vrille, que l'on veut enfoncer à bras tendus dans le bois.

9. Fléchir et étendre les doigts — 13, 16, 20 fois. On écarte et étend tous les doigts le plus possible et les fléchit ensuite jusqu'à ce que le poing soit bien fermé.

10. Faire tourner la jambe sur elle-même — 20, 30, 40 fois chaque jambe. La jambe, bien tendue et maintenue libre sans toucher le sol, est tournée avec force en dehors, la pointe restant en l'air, de telle manière que l'accentuation se trouve précisément au moment où la jambe tourne en dehors, correspondant ainsi à la prédominance normale dans laquelle les muscles qui font tourner la jambe en dehors se trouvent par rapport aux muscles qui la font tourner en dedans. Ce mouvement est exécuté plus facilement, plus nettement et plus complètement lorsqu'on fait accomplir à chaque jambe toute sa tâche immédiatement, sans faire alterner son mouvement avec celui de l'autre jambe.

11. Étendre et fléchir le pied — 20, 30, 40 fois chaque pied. La jambe, étant libre et légèrement tendue en avant, de manière que le genou reste immobile, on relève et on abaisse successivement avec force la pointe du pied, en donnant à ce mouvement toute l'étendue qu'il est possible de lui donner. Ce mouvement concerne uniquement l'articulation du pied. En même temps que l'on relève et que l'on abaisse le pied, on fléchit et on étend aussi les doigts du pied, ce qui exige naturellement l'emploi de chaussures assez larges. Après avoir ainsi relevé la pointe des pieds, on peut, pour alterner, faire exécuter à la pointe des pieds un mouvement circulaire.

12. Fendre du bois — 6, 12, 20 fois. Après avoir écarté légèrement les jambes en les maintenant dans le plan du corps, on élève en l'air les bras qui doivent être maintenus bien tendus. Puis on les abaisse vivement comme si l'on voulait fendre avec une hache, que l'on tiendrait dans ses deux mains, une bûche que l'on aurait entre les pieds. Il ne faut pas que les articulations des genoux soient maintenues trop raides pour que le mouvement puisse être exécuté en toute liberté. S'il y a une forte tendance aux congestions de la tête et de la poitrine, l'application de cet exercice doit être rejeté, et, pour plusieurs motifs, il doit être également proscrit pour le sexe féminin.

13. Exécuter un mouvement analogue à celui de faucher — 8, 26, 24 fois dans chaque sens. Le corps et les pieds étant maintenus tout à fait immobiles, les bras, que l'on doit avoir soin de maintenir bien étendus dans une position horizontale, sont portés avec force de droite à gauche, de manière à décrire horizontalement un demi-cercle. Le mouvement doit être également accentué en allant et en venant de droite à gauche et de gauche à droite. On supposera que l'on veut simuler l'action de faucher; on devra donc, dans chaque phase de l'exercice, imprimer au mouvement un certain élan, une certaine impulsion.

14. S'accroupir — 8, 16, 24 fois. Les talons étant très rapprochés, on s'élève sur la pointe des pieds; puis, en ayant soin de tenir le corps bien droit, on se baisse autant que possible et on se relève de la même manière sans séparer les talons l'un de l'autre. Dans les com-

mencements on éprouvera quelque peine à tenir le corps bien droit; en effet, en s'efforçant de se maintenir en équilibre, on se penchera presque involontairement plus ou moins en avant. Toutefois, avec un peu d'attention et d'habitude, on arrivera bientôt à triompher de cette difficulté. Comme cet exercice stimule fortement la respiration, il est utile pour certaines personnes de ménager des intervalles de repos dans l'exécution des doses représentées par les $2^{\text{ième}}$ et $3^{\text{ième}}$ nombres.

Dans la

$4^{\text{ième}}$ semaine,

où la cure diététique et la gymnastique de chambre sont continuées chaque jour, commence l'exercice dans le domaine de l'esprit et de l'âme. Jusqu'à la $4^{\text{ième}}$ semaine le malade ne doit, à ses heures de liberté, faire aucun travail intellectuel, pas même lire de romans, aller au théâtre, écouter de la musique, jouer aux cartes, etc. Il bannira même son journal chéri avec sa politique excitante. C'est dans les trois premières semaines une cure de jeûne intellectuel complet, qui, certes, sera assez raide pour la plupart.

A partir de la $4^{\text{ième}}$ semaine le malade reçoit de nouveau une nourriture intellectuelle.

Commençant par une demi-heure et augmentant tous les jours d'un quart d'heure, le malade peut consacrer jusqu'à 1 heure $^1\!/_2$ à la lecture. Pour égayer son âme et recouvrer la joie de vivre, il lira des écrits humoristiques, comme les ouvrages de Fritz Reuter, Spitzer, Chiavacci, Pötzl, «Frau Buchholz» de J. Stinde, «Onkel

Benjamin» de Tillier, «Tartarin de Tarascon» de Daudet, «Idle Thoughts of an idle fellow» de Jerome, Mark Twain, Habberton. Les ouvrages sérieux d'histoire, de géographie ou de poésie conviendront aussi, mais on évitera rigoureusement les romans et les spectacles aux scènes émouvantes ou aux représentations qui excitent les convoitises.

La 5ième semaine commence, à côté de la cure diététique et de la gymnastique de chambre, une occupation intellectuelle plus difficile. On insistera avant tout sur l'exercice de la faculté de concentration qui souffre particulièrement de la neurasthénie. A cet effet le malade, commençant par un quart d'heure pour augmenter de dix minutes jusqu'à la durée d'une heure, fera par écrit des extraits d'un livre, ou des traductions d'une langue étrangère, thèmes ou versions, des calculs, etc.

Maintenant on lui permet de jouer aux cartes et aux échecs, d'écouter une comédie, une farce, un opéra comique, de faire de la musique gaie.

Cependant la cure du malade de faiblesse nerveuse de volonté n'est pas terminée ainsi. Il faut pour finir tout en continuant la cure partielle d'engraissement et de gymnastique de chambre, choisir des travaux empruntés à la profession du malade, ou qui s'en rapprochent. Ici encore le malade ira d'une durée brève (environ une demi-heure) à une durée plus longue (1 heure et demie à 2 heures).

La clef de voûte dans la cure de la faiblesse nerveuse de volonté sera la réforme de la profession elle-même. Comme le dit très bien le célèbre médecin pour nerfs Möbius, dont nous reproduisons plus bas le développement, le neurasthénique ne peut trouver la tranquillité et la paix de l'âme que dans un travail que lui convienne.

Cela semble étrange, mais doit être bien compris. L'explication la plus simple est que tout concourt à remplacer l'activité fausse par l'activité convenable. Il n'y a de repos absolu que dans la mort. Tant que nous vivons, nous sommes actifs, et il ne s'agit que de savoir comment. Pour faire bien, il faut commencer par ne pas faire mal, ou écarter les obstacles à l'activité convenable. Au point de vue médical, une activité est bonne quand elle préserve et favorise la santé, et un homme sain ne doit pas seulement avoir bonne mine et savoir sauter, il doit encore être gai et capable de fournir un travail intellectuel. On peut pécher par l'excès de travail convenable et par la fausseté du travail. Il peut être parfois nécessaire qu'un homme s'éreinte à travailler quand des fins supérieures l'exigent. Mais cela ne regarde pas le médecin; il blâme avec raison tout travail qui ne profite pas au travailleur et lui nuit au contraire. La caractéristique du surmenage est qu'il laisse après lui une fatigue persistante. Dans le travail faux on range l'inaction, les plaisirs et les distractions nuisibles, les émotions inconvenantes. Il est tout à fait faux de comprendre celles-ci comme un mal pur. L'essence de l'âme est l'action, et elle n'est pas plus active que dans la colère et le chagrin, dans l'angoisse et le besoin. Mais tout ceci est une action fausse, car les émotions ne sont admissibles qu'aussi longtemps qu'elles représentent une action délivrante plus ou moins passagère; mais dès qu'elles nuisent à la santé, elles sont de prime abord maladives et il faut les combattre. La première règle sera donc en un mot: pas de surmenage, pas de paresse, pas de niaiserie, pas d'excès, pas d'émotion déraisonnable.

Les qualités du travail convenable sont de répondre à la nature du travailleur, d'être utile et d'être fait comme il faut. On le reconnaît à ce que l'homme «est joyeux dans son travail».

Il faut naturellement tenir compte de l'originalité du travailleur, car la même chose ne convient pas à tout le monde, et beaucoup qui passent pour incapables deviennent capables dès qu'on leur a trouvé l'activité qui leur convient. Mais il faut aussi considérer que l'homme a une quantité d'organes, tête, bras, jambes, etc., qu'il n'a pas qu'une tête ou que des jambes. Aussi toute activité exclusive qui ne requiert qu'un seul organe est-elle mauvaise. Seul un travail où l'homme entier est actif, soit en même temps, soit successivement, peut contenter. Aussi, à l'activité exclusive, qui doit avoir lieu, en joindra-t-on une autre.

Il faut insister un peu sur l'utilité. Je n'en parle pas naturellement au sens vulgaire. Utile, c'est ce qui favorise le travailleur ou autrui. Mais il y a des degrés d'utilité, et il ne faut pas examiner seulement combien le travail en lui-même est utile, mais aussi dans quelle mesure le travailleur en a conscience. Les différences peuvent être très considérables. Ici un ouvrier accomplit un travail qui lui est indifférent, qui à ses yeux ne sert qu'à en enrichir un autre, pour un maigre salaire; là nous voyons un artiste qui représente avec joie son idéal, et puissamment récompensé avec de l'or et les acclamations de la foule. Mais il ne s'agit pas seulement du salaire extérieur ou du succès du travail. Toute activité qui rend plus sain, plus productif, plus mûr, meilleur, est utile. La promenade, le jeu, la versification, la réflexion silencieuse, toutes ces choses et d'autres peuvent être, suivant les circonstances, un travail plus utile qu'une façon quelconque de gagner de l'argent. Le plaisir du travail croît avec l'intérêt, avec la perfection du résultat et la reconnaissance qu'il rencontre. Si de plus le travail est utile à d'autre et si le travailleur le sait, la valeur du travail s'en accroît aussi pour celui-ci. Déjà la gain ordinaire satisfait incomparablement plus qui travaille pour sa famille, que ceux qui vivent seuls. Mais si le travailleur sait que son travail portera bonheur à beaucoup de personnes proches et éloignées, maintenant et dans l'avenir, le travail lui est une jouissance. Par la joie qu'il porte en lui et par les bienfaits qu'il amène avec lui, le travail dans l'Art et la Science est fort élevé, en sorte qu'il faut le juger tout autrement que la jouissance artistique mentionnée plus haut et l'occupation plutôt passive avec la Science. Mais la valeur du travail atteint son maximum quand on l'exerce au sens religieux. En tant que la religion est plus qu'un tenir-pour-vrai, elle amène à la négation de la volonté personnelle. La vie ne peut plus être alors qu'un travail pour l'amour de Dieu, un effort prolongé pour remplir la volonté de Dieu ou des désirs particuliers. Celui qui peut atteindre ce but trouvera salut et guérison. Mais c'est là affaire de grâce, comme Schopenhauer l'a dit devant l'image de l'abbé Rancé.

Dans la vie ordinaire, on aura à distinguer: l'avancement du travailleur par le travail, le plaisir qu'il en éprouve, le plaisir du résultat, qui profite tantôt au travailleur seul, tantôt aussi à d'autres, ou seulement à d'autres. Plus ces circonstances existent, plus le travail est utile, et, si on a le choix, on prendra ou recommandera le travail qui profite dans plusieurs sens. Il me semble donc important, parmi les activités qui servent au délassement et à l'exercice, de préférer celles qui donnent un résultat et, si possible, un résultat que l'on puisse présenter. On a par exemple inventé des appareils où l'on peut exercer en chambre ses bras et ses jambes; une aiguille indique ensuite le nombre de kilogrammètres atteint, etc. Une telle activité possède à mon sens, avec son ennui vide et son inutilité, peu de valeur. Il vant beaucoup mieux fendre un tas de bois. Mais quand les morceaux sont employés dans le ménage, le contentement est complet.

Enfin le travail le plus salutaire peut nuire quand on le fait mal. La principale faute est la hâte. Chez tous ceux qui souffrent de surmenage, c'est la hâte, à laquelle les circonstances on leur propre zèle les ont obligés, qui a fait le plus de mal. Puis une faute très ordinaire est de ne pas tenir suffisamment compte de la résistance à la fatigue. La quantité de travail se laisserait bien terminer si l'on observait les pauses nécessaires et si l'on amenait un changement en intercalant d'autres occupations. Mais ce que l'on continue trop longtemps amène finalement une fatigue nuisible, c'est-à-dire durable.

On interrompra le penser dès que l'on sentira le cerveau fatigué, c'est-à-dire dès que le penser commencera à peser, coûtera des efforts sensibles ou qu'il surviendra dans la tête un sentiment de plénitude, de tension ou de chaleur. Ce sentiment est l'avertissement de la nature, que les organes du cerveau sont épuisés, ont besoin de compensation et de délassement. Quiconque les néglige et s'efforce par violence de continuer le travail, sentira bientôt le début du mal sur son corps. Mais ceux qui suivront ce signe de la nature auront ce grand avantage que le cerveau non seulement ne sera pas épuisé par un travail modéré, mais mieux développé par un exercice naturel, fortifié dans ses organes et rendu plus habile à ses fonctions. On augmente en force intellectuelle, et on se trouve en état d'étudier dans la suite, dans le même temps, non seulement davantage, mais encore plus facilement et plus longtemps.

Mais ici on se heurte à une difficulté importante; l'interruption d'un travail intellectuel n'est pas toujours si facile que beaucoup peuvent le croire. On peut bien mettre le livre de côté, quitter son secrétaire, mais il n'est pas facile de se soustraire au jeu des pensées quand on s'y est enfoncé. La routine à s'arracher à ses pensées est une obligation capitale pour tout commerçant pensant qui veut vivre sain, joyeux et longtemps dans l'accomplissement de sa vocation. Au début il faut une certaine violence, dont le penseur ne se laissera pas rebuter, et qui peu à peu fera place à une facilité de plus en plus grande et sera enfin récompensée des plus beaux fruits. Le premier moyen pour réaliser cette intention est d'augmenter l'attention aux objets des sens extérieurs; il faut procéder à une chose quelconque qui, sans les fatiguer, les occupe du moins, quand on veut débarrasser les sens intérieurs de leurs liens; un petit travail manuel, une conversation intéressante, ou bien on chante une chanson, compte ses aspirations, les pulsations de son cœur ou — les tuiles sur le toit. La dérivation qui agit le plus sûrement et la plus bienfaisante reste toujours la transition rapide à une activité musculaire quelconque nécessitant quelque attention et effort. Si malgré tout la direction des pensées excitée s'interpose d'une façon importune, il sera facile, avec l'aide de l'activité musculaire, de les chasser par une autre direction de pensées, qui assureront déjà le délassement par le changement.

Par l'exercice on arrivera ainsi sous ce rapport à un certain degré de routine et on pourra à la fin se défaire de toute pensée à volonté; — art qui exercera aussi sur le reste de la vie une influence bienfaisante. Pour que la chose soit seulement un tant soit peu supportable, une certaine dose de sage légèreté est indispensable. Mais si l'on néglige de se rendre maître de ses pensées par cet artifice, l'âme sera l'esclave d'une imagination tourmentante; les images se gravent avec des traits indélibiles dans les sens intérieurs; sans cesse elles planent devant l'esprit qui les contemple, et le remplissent d'un mal constant, puisque par l'effort incessant des organes du cerveau elles doivent produire dans celui-ci des sentiments désagréables. Aussi de telles personnes tombent-elles dans la contrariété, la crainte, la pédanterie irrésistible, qui tournent à la fin en hypocondrie pleine de tourments.

En général il faut recommander avec instance à ceux dont la profession entraîne une activité intellectuelle uniforme prolongée, outre un exercice méthodique du corps, un changement régulier avec une autre activité intellectuelle essentiellement opposée: par ex., au savant et au penseur qui s'occupe d'abstractions, au calculateur, une lecture agréable produisant des images faciles, claires (descriptions de voyages, etc.), ou la musique, le dessin, l'art des jardins; au poète, au musicien, à l'artiste qui crée avec l'esprit en général, une occupation prosaïque intermédiaire quelconque, etc. De cette façon chacun conservera de la manière la plus sûre, quelle que soit sa profession, l'équilibre de ses facultés intellectuelles.

Parlant du réglage de l'activité, un profane, M. Georges Christian Schwarz, s'est exprimé en maître et a rendu nettement ma pensée.

«On reconnaît le travail convenable à ce que l'homme est joyeux dans son travail.» En nous examinant sous ce rapport, nous devrons faire attention si notre humeur s'améliore et devient plus gaie par le travail, ou si elle empire et se déprime. Le travail convenable engendre une bonne humeur, le travail faux une mauvaise humeur. Prenons le cas d'une personne légèrement malade des nerfs. De bonne humeur, après une bonne nuit, libre de malaises corporels, elle se rend à son travail et sent, peut-être à partir de la cinquième heure de travail, une mauvaise humeur et une certaine inquiétude intérieure; elle s'est trouvée jusqu'alors en travail convenable et devrait maintenant, pour ne pas perdre de sa force, se rendre au repos ou se livrer à un autre travail, où elle peut persévérer jusqu'à ce que les signes de mauvaise humeur se renouvellent. Une autre personne se met au travail. Elle souffre gravement des nerfs et peut dire d'elle que son humeur n'est jamais bonne et qu'elle ne peut distinguer chez elle que des degrés des mauvaise humeur. Elle veut essayer si elle pourra faire quelque chose aujourd'hui. Mais cela ne va pas; à peine a-t-elle commencé le travail que toutes les douleurs et tous les embarras reparaissent, et son âme affligée est de nouveau blessée et s'abandonne à des pensées tristes. Le travail était faux pour elle, non seulement par son degré, mais aussi par sa nature. Je lui inspire du courage et la décide à essayer un autre travail. Elle m'écoute et en effet sa mauvaise humeur et son découragement diminuent, pas beaucoup, mais d'une façon sensible pourtant; elle reprend conscience qu'elle a encore un peu de force; elle a fait quelque chose, si peu que ce soit; cela la relève et finalement je dois l'avertir de cesser maintenant de travailler, car je remarque, presque mieux qu'elle-même, qu'elle va dépasser la mesure de sa capacité et changer pour elle en malédiction le travail bon en soi. Seul donc le travail qui nous conserve en bonne humeur, est bon et augmente les forces; il produit même une fatigue salutaire. Au contraire, le travail qui ne remplit pas cette condition est faux et diminue les forces; il amène un épuisement persistant et en même temps cette armée de symptômes pathologiques que l'on comprend sous le nom de neurasthénie.

Tout cela est fort juste, me diront beaucoup de mes lecteurs, mais il n'est pas possible en pratique de cesser toujours le travail quand l'humeur devient mauvaise. Quant à la plupart des personnes bien portantes et aux médecins, ils traiteront de pédanterie les considérations comme je viens d'en faire. Je m'attendais à ces deux objections et je répondrai à toutes les deux.

Passant à la première objection, j'avoue sans plus qu'il n'est pas possible de dire, en pratique, dans chacune de nos occupations, jusqu'ici et pas plus loin. Je n'ai pas non plus demandé d'agir ainsi, de s'observer toujours avec cette anxiété; j'ai seulement établi une considération théorique, dont je voudrais engager chacun à confirmer la justesse par une observation personnelle. J'ai tracé l'idéal de la médication pour les nerfs faibles. Dans la pratique, où il s'agit d'atteindre des buts, la chose se présente sous un autre aspect. Ici il ne peut s'agir et il ne s'agira jamais d'exécuter chacune de ses actions en observant rigoureusement la condition de l'activité saine, il faut seulement que l'ensemble de nos actions y réponde. Qui fait quatre pas en avant et deux en arrière, a avancé de deux pas; mais qui fait quatre pas en avant et cinq en arrière, a reculé d'un pas. C'est de la même façon que l'effet de l'activité qui augmente les forces, doit l'emporter sur celle qui les diminue, si nous voulons sortir de notre travail de bonne humeur et guérir dans notre vie nerveuse.

Si la valeur d'une consultation de médecin ne doit pas être méprisée, il faut dire pourtant qu'avec la grande différence des hommes au point de vue de leurs dispositions corporelles te intellectuelles, chacun ne peut régler que lui-même son activité, dans tous les détails, de façon à devenir mieux portant et plus productif. La même chose ne convient pas pour tout le monde, et ce serait aussi une absurdité de vouloir établir ici un schème d'après lequel tout le monde aurait à vivre. De plus, chacun doit compter avec des circonstances que lui seul connaît exactement. Je n'en fais pas moins suivre quelques points de repère pratiques qui seront bienvenus de la plupart.

Le principe suprême dans le règlement de l'activité sera: Ne rien vouloir forcer quand les forces manquent, en général ou au moment donné. L'inobservance continuelle de ce principe conduit à une crampe de la volonté, qui affecte par irradiation toutes nos forces corporelles et intellectuelles au point que même dans les autres fonctions les plus différentes l'arrivée de la fatigue n'apparaît plus avec la clarté suffisante à la conscience. Le repos habituel, c'est-à-dire le détachement du travail et de l'entourage accoutumé, observé pendant quelques semaines, n'a effectué essentiellement que la solution de cette crampe de volonté, avec une augmentation générale de force plus ou moins grande. On reprend le travail plus libre, c'est-à-dire avec une conscience plus claire de ses forces réelles et la chose va aussi souvent tout à fait bien, car le passage immédiat de l'inaction au travail complet ne s'accomplit pas toujours si facilement, d'autant moins facilement, on le devine, que les circonstances sont plus difficiles. Dans ces cas, une transition graduelle, et non subite, au travail, en commençant peut-être par la moitié de la tâche, pourrait mener au but. — En outre, il faut veiller, dans le travail corporel aussi bien qu'intellectuel, à observer l'allure convenable. Un travail hâtif conduit beaucoup trop tôt à la fatigue, dont nous devons toujours songer à différer l'arrivée le plus possible. Aussi veillerons-nous à ne pas persister trop longtemps dans une activité exclusive et à changer au contraire d'occupation dans la mesure du possible. — Ce que l'on appelle délassement du travail du jour, ne sont autre chose que des activités ayant pour but de permettre aux organes qui ont été mis à contribution dans l'exercice de la profession d'une façon exclusive, et par conséquent menacés dans leur capacité, une tonicité nouvelle, mieux que le simple repos ne le pourrait. C'est ici le lieu de constater que beaucoup de genres de délassement recherchés par la personne en bonne santé ne conviennement pas à celle qui souffre des nerfs. Il serait bon ici de céder à certaines fantaisies et inclinations, par ex pour la botanique, et d'en faire une activité méthodique. Pour moi, par ex., si je le pouvais je m'occuperais d'apiculture, car elle offre mainte occasion d'occupations corporelles, est instructive et intéressante et, quand on la pratique avec intelligence, très profitable. — Enfin il faudrait remarquer encore que l'on doit régler toutes ses occupations, les soumettre de temps en temps à une révision et persister avec endurance dans ce qui aura été chaque fois trouvé convenable et bon.

Mon calcul tel quel est-il juste, tout à fait juste? Non, pas tout à fait. J'ai laissé de côté jusqu'à présent quelque chose qui n'en est pas moins très important: c'est notre intérêt intellectuel, intérieur, au travail. Quand, au point de vue corporel pur, la fatigue veut survenir dans notre travail et que la mauvaise humeur nous menace, l'âme entre en activité et entrelace les impressions désagréables dans des images vivifiantes. D'avance nous nous occupons de la joie que nous ressentirons, le travail accompli, du gain qu'il nous vaudra, de la reconnaissance que nous espérons d'autrui, et souvent aussi de l'utilité que nous pourrons offrir à nos semblables par notre travail. Cette activité de l'âme donne alors au corps une nouvelle énergie, comme les soldats menacés de fatigue reçoivent une nouvelle endurance du jeu de la musique. Et si, après notre travail, toutes nos espérances se remplissent, alors nous «oublions» toute peine, et un feu réconfortant pénètre notre âme. En général, plus notre âme vibre entièrement et longtemps pour un travail, plus notre capacité est grande, et plus le travail favorise la santé. J'ajoute cette considération pour m'éviter le reproche d'être exclusif. Mais j'avertis le malade de nerfs de ne pas trop présumer de lui, dans la prévision de se bien reposer le travail fait. Aussi bien nous sommes attachés à la matière, et si nous dépassons trop ou trop souvent les limites de la fatigue corporelle, la force compensatrice de l'âme cessera de plus en plus.»

Beaucoup de malades qui souffrent de faiblesse nerveuse de volonté prennent tout d'un coup la résolution héroïque de s'arracher à leur léthargie en se proposant subitement des efforts gymnastiques ou sportiques énormes. Ils croient sortir d'emblée de leur état par un tour corporel de cheval. Mais rien n'est plus faux. Les surmenages corporels ont un effet désastreux chez les personnes nerveuses.

Un travailleur, par ex., remplit encore sa tâche intellectuelle dans une mesure suffisante; il se sent bien fatigué, mais pas à l'excès, dans ce sens que le repos et des pauses de délassement ne puissent lui rendre toute sa productivité. Il se laisse alors séduire et entre dans un club de canotage ou de gymnastique, etc., où l'on active l'effort corporel; ou bien notre homme aux muscles peu exercés se rend pendant un congé, sur les conseils de son médecin, dans les Alpes, où il entreprend des parties fatigantes. Au lieu d'être fortifié par ces efforts musculaires, il sent au contraire une diminution de sa productivité intellectuelle. Maintenant le surmenage intellectuel est devenu un fait, maintenant la continuation des occupations intellectuelles d'autrefois produit les symptômes de la neurasthénie.

La seule cure vraiment efficace contre la faiblesse nerveuse de volonté est une cure de repos, de la forme que j'ai décrite dans la troisième lettre.

Certaines formes de faiblesse nerveuse de volonté disparaissent, pour ainsi dire, miraculeusement par le *traitement hypnotique*. Ce sont les formes où il n'existe plus d'épuisement corporel réel (lié à l'amaigrissement), mais où les malades, comme le dit si bien le docteur Möbius, souffrent de *souvenir*, c'est-à-dire sont influencés dans leur activité intellectuelle par des représentations entravantes, de façon plus ou moins consciente.*)

Monsieur H., âgé de 25 ans, a fait d'excellentes études et conquis il y a deux ans avec honneur son doctorat en droit; à cette époque a débuté le mal dont il souffre aujourd'hui; à l'activité laborieuse, dont il a fait preuve pendant sa carrière d'étudiant, a succédé une impuissance complète de travail.

Ses études terminées, il resta embarrassé par la recherche d'une position sociale. Bien que sa position de fortune lui permît de vivre à sa guise, cependant il désirait vivement une carrière utile, dans l'enseignement par exemple.

Malheureusement sa mère infirme réclamait ses soins et lui-même, fils affectueux et dévoué, n'osait songer à la quitter et ne pouvait trouver dans la ville qu'il habitait une situation conforme à ses goûts et en rapport avec ses aptitudes. Après une série de tergiversations, il tomba dans le découragement. se crut déclassé, perdit tout goût pour le travail, même pour les études qui l'attiraient le plus, se concentrant dans les idées

---

*) Les cas suivants feront bien saisir cet état.

tristes; il essaya en vain de lutter contre cet état moral, sans pouvoir y arriver. Tout resta vague et irrésolu dans son cerveau; la moindre application d'esprit lui était impossible; le désœuvrement auquel il était condamné lui était odieux et il ne pouvait en sortir. La vie lui pèsait, dit-il; pendant près de deux ans il promena partout cet ennui profond qui le rongeait. Sur les instances d'un ami il se décida à me consulter le 30 juin 1890.

Bien constitué, sans antécédent morbide, fils d'une mère neurasthénique, il se croit lui-même entaché d'un vice héréditaire incurable qui détraque son cerveau. Toutes les fonctions sont normales. L'intelligence est très nette, sans aucune altération; seulement son activité cérébrale est annihilée par les obsessions qui occupent son cerveau, «il est irrésolu, il ne peut plus rien faire, il est déséquilibré, il est condamné à l'ennui et au désœuvrement perpétuel».

J'essaie de l'hypnotiser sans arriver au sommeil. Il croit n'être pas influencé; d'ailleurs il est très tenace dans ses impressions, ne se livre pas volontiers, ne se laisse pas aller volontairement, il semble être venu plus par acquis de conscience, parce qu'un ami guéri par moi d'un mal semblable l'y a poussé. Nature froide et concentrée, il n'a qu'une confiance limitée.

Je lui tiens les deux yeux clos, je lui explique que le sommeil n'est pas néessaire à la suggestion, que celle-ci peut réussir à l'état de veille et doit réussir fatalement si le sujet s'y prête; je lui explique que son intelligence est nette, mais qu'il s'est laissé envahir par des doutes, des impressions auto-suggestives, dont il ne peut pas se débarrasser spontanément, etc. Bref, je cherche à captiver son attention et sa raison en lui expliquant bien l'origine de la névrose et le mécanisme psychique de la guérison; je fais de la suggestion à sa raison et j'arrive à l'impressionner.

Après la première séance, cependant, il n'y a pas de changement. Mais après la cinquième il y a un mieux sensible; il se sent le cerveau dégagé et peut de nouveau s'occuper. Cette amélioration ne dura que quatre jours. Puis il retombe dans son atonie. Après quatre jours de suspension des séances, il revint me voir le 10 juillet, démoralisé et convaincu qu'il ne sortirait pas de cet état.

Je le suggestionne de nouveau et je lui explique que ces résultats sont fréquents, que l'amélioration temporaire obtenue est de bon augure, qu'elle indique que son état cérébral peut se modifier. J'affirme qu'il se modifiera certainement, qu'il n'y a aucun doute, qu'il est impossible que la guérison ne se fasse pas, que s'il a confiance dans ce que je dis, s'il accepte ma suggestion, les idées nouvelles, les impressions nouvelles que je dépose dans son cerveau finiront après un temps variable par y prendre racine. C'est une loi de psychologie qui doit se réaliser chez lui comme chez tous, sur laquelle est basée toute la psychothérapie suggestive, etc.

Je fais cette suggestion presque tous les jours, affirmant que la guérison ne sera pas rapide, mais graduelle et progressive.

Après cinq ou six séances, le malade ne témoigne pas encore un grand changement. C'est toujours la même chose; j'évite de l'interroger sur son état; je continue avec patience, affirmant que la guérison se fera graduellement, infailliblement. Cependant les jours suivants Monsieur H. commence à se trouver mieux; ses amis s'aperçoivent du changement. Je constate aussi que, bien qu'il n'ait aucune sensation de sommeil, il est influencé; en soulevant les mains doucement elles conservent l'attitude imprimée.

Après huit séances, vers le 18 juillet il dit spontanément qu'il est bien, qu'il se sent comme il était autrefois, qu'il a repris le goût pour les études et a pu recommencer à lire avec plaisir; il est tout étonné de ce changement qu'il ne croyait pas possible, alors que, malgré toute sa volonté, il n'arrivait pas spontanément à se débarrasser de ses obsessions. Je continue les suggestions jusqu'au 25 juillet; il se sent en bonne voie et espère que la guérison se complètera.

Dans ce cas la suggestibilité était moindre que dans le précédent; l'hypnose était peu profonde, le malade, froid et concentré, ne se laissait pas aller; il opposait une résistance inconsciente. C'est avec ma ténacité et ma conviction que j'arrivai graduellement à impressionner cette intelligence et à lui permettre de se débarrasser des obsessions qui la paralysaient. Je lui conseille d'ailleurs de changer de milieu pour se soustraire aux conditions qui ont déterminé cette névrose psychique, et maintenir sa guérison.

J'ai revu monsieur H. le 20 août; il a essayé un grand voyage, mais aussitôt qu'il s'est trouvé seul, loin de chez lui, il s'est trouvé envahi par une anxiété avec tristesse et ennui insurmontables, qui l'ont obligé à revenir dans sa famille. Malgré toute son énergie il n'a pas encore assez d'assurance pour voler de ses propres ailes, sans appui moral. Aussi je l'engage à rester ici pour continuer le traitement suggestif jusqu'à guérison parfaite. Il a d'ailleurs pu continuer ses études; la possibilité de travailler, recouvrée par la suggestion, s'est maintenue.

Docteur Bernheim.

---

2. Les manières hypocondriaques, la mélancolie, le dégoût de la vie, la mauvaise humeur.

Il est caractéristique pour l'hypocondriaque que, dans sa peur et sa crainte maladives, et sans fondement, d'une maladie imminente ou existante, grave, peut-être mortelle, il s'occupe toujours de l'état de son corps ou de son esprit. Cette occupation persistante avec son propre état a pour conséquence une série de troubles corporels et intellectuels; sensations maladives de nature la plus variée et aux parties du corps les plus différentes, troubles dans la répartition du sang, insomnie, puis humeur déprimée, inquiétude et, pour résister à tout cela, mesures préventives constantes et amollissement.

Le tableau de l'humeur hypocondriaque dépend extraordinairement du degré d'instruction. Règle générale, c'est le mal le plus courant et le plus terrible pour le malade, dont il croit découvrir les symptômes sur lui. Un catarrhe chronique du pharynx avec expectorations abondantes lui semble un commencement de phtisie; quelques petits boutons au visage lui font craindre l'apparition de la syphilis; le dépôt dans le vase de nuit, une affection grave des reins; les palpitations et les pulsations du cœur, une maladie de cœur. Pour qui est médecin, on s'entend aux choses de la médecine, l'oubliance annonce l'approche d'un ramollissement cérébral; une pression dans la tête, une tumeur au cerveau.

Une source particulièrement abondante pour l'hypocondriaque est le spectre de la *tare héréditaire*.

Il est de mode maintenant de traiter dans les feuilletons des journaux, les romans et les pièces de théâtre, dit le professeur Cramer, d'une manière exagérée et tendancieuse de l'importance de la tare héréditaire et de la prétendue dégénération qui l'accompagne. De la sorte, il serait préférable pour un individu qui hérite une tare, de ne pas naître ou d'être précipité dès sa naissance, à la façon des Spartiates, du mont Taygète, puisqu'il doit fatalement devenir fou ou criminel. L'effet de ces thèses exagérées et habilement présentées, sur le profane, nous le voyons journellement. Il recherche s'il ne trouve pas un oncle ou une tante quelconques qui ont été un peu étranges ou nerveux, et il se scrute lui-même jusqu'à ce qu'il ait trouvé aussi quelque chose d'«anormal», se tourmente à la pensée qu'il deviendra aussi *fatalement* fou un jour, et acquiert fréquemment par auto-suggestion toutes sortes de symptômes intellectuels.

Il faut dire, à la consolation des hypocondriaques, que la théorie scientifique est beaucoup plus rassurante. Des recherches récentes, exactes, nous ont montré *qu'il n'en est pas ainsi*. Jusqu'à présent, on n'avait jamais tenu de statistique héréditaire que pour les aliénés, et on était arrivé à des résultats très différents. La contre-épreuve chez les personnes saines n'avait jamais été faite. Elle l'a été récemment par Jenny Koller.

Si l'on trouve chez les aliénés, comme moyenne de tare héréditaire, entre 80 et 50 pour cent, l'examen de 370 sujets sains, par Koller, a donné une tare de 59 pour cent.

La moitié des individus sains a donc une tare héré-ditaire. Il s'ensuit nécessairement la conclusion qu'un individu qui a une tare héréditaire ne **doit** *pas fatalement devenir fou. Pour qu'un individu fortement taré tombe malade, il faut encore d'autres causes et influences nuisibles.*

D'autres sources très abondantes d'humeur hypocondriaque sont les maladies du bas-ventre, de l'estomac, du foie et des organes sexuels. Autrefois même on croyait que l'hypocondrie provenait toujours de ces troubles.

La réaction de l'hypocondrie sur l'affirmation de la volonté est frappante. ' La force de volonté et l'activité faiblissent régulièrement, l'humeur se déprime. L'esprit de l'hypocondriaque s'occupe sans interruption de son mal et, dans son égoïsme crasse et sans égards, il mène toute la famille à la baguette. Si, par surcroît, l'entourage traite ses plaintes continuelles d'imaginaires, s'y oppose d'une manière impropre, l'hypocondriaque est abreuvé d'amertume; poussé à la solitude, devient sauvage et même anthropophobe.

L'hypocondriaque et le mélancolique doivent avant tout modifier leur vie. Ils donneront plus de repos à leur esprit, plus de mouvement à leur corps, éviteront les boissons chaudes et boiront en revanche de l'eau froide en abondance.

L'ordonnance spéciale, absolue, pour l'hypocondriaque consiste en bains de siège prolongés. L'effet en a été dépeint par un hypocondriaque de Gräfenberg, dès 1836, sur son rond de serviette, dans ces vers:

> Une heure assis par désennui
> L'abdomen dans un récipient,
> Et l'on croit, le fait accompli,
> Ne plus posséder de bas-ventre.

La température du bain de siège atteindra 19—20 degrés Réaumur. La tête du malade sera maintenue toujours fraîche, fréquemment lavée et recouverte de compresses, qu'on n'oubliera jamais dans les bains de siège.

En outre, l'hypocondriaque veillera à des selles aussi régulières que possible. Les lavements adoucis valent mieux que les sels ou les eaux minérales qui ont généralement une action agréable sur l'esprit. Dans aucun cas les drastiques ne sont permis. Si les lavements n'agissent pas, le malade fera en sorte de se promener le matin les pieds nus dans l'herbe humide de rosée, jusqu'à ce que l'envie d'aller à la selle se fasse sentir. L'effet tient d'ordinaire de l'enchantement.

Une véritable émancipation pour la plupart des

hypocondriaques est le *cyclisme* que je ne saurais, pour cette raison, leur recommander assez chaudement. Il active l'esprit, augmente la confiance en soi, développe le goût des entreprises et le sang froid. En même temps, l'humeur devient plus joyeuse, car le cyclisme est une chose gaie, comme le patinage. La promptitude du mouvement, le changement d'air rapide et rafraîchissant ne sont pas la seule cause d'agrément et de gaieté, il faut encore y ajouter la légèreté, l'élégance et le jeu de cet exercice. Et c'est précisément parce que le cyclisme est une chose gaie qu'il contribue à la santé du corps et de l'esprit, car ce qui ménage de la joie est sain, tout comme la santé souffre de ce qui déprime et rend triste.

Sous un autre rapport encore le cyclisme a une influence favorable sur le bien-être de l'esprit. Il arrive souvent à un promeneur qui a besoin de délassement et qui parcourt machinalement son chemin accoutumé, de ne pas pouvoir absolument se débarrasser des soucis et des pensées qui le tourmentent; ils le poursuivent pas à pas, et ne permettent point au sentiment bienfaisant du délassement et du repos de percer franchement. Avec le cyclisme, c'est autre chose. Là, il s'agit d'ouvrir l'œil pour ne pas se heurter à un véhicule, à un piéton inattentif, ou à un autre cycliste qui ne ralentit pas à un tournant. L'attention et la pensée sont requises pour le chemin, afin d'éviter les endroits mauvais, ou les obstacles qui deviennent dangereux pour la bicyclette. Mais cette réquisition n'est nullement fatigante ou gênante; au contraire, elle détourne des soucis du combat pour l'existence, distrait l'esprit d'une façon très bienfaisante et contribue ainsi très sensiblement au délassement et au rafraîchissement du système nerveux.

Mais le cyclisme exerce-t-il aussi une action salutaire sur les nerfs malades? La réponse à cette question dépend de la nature et de la gravité du mal. En général, dans la nervosité, le cyclisme est avantageux; les autorités médicales, aussi bien que les malades guéris, le prouvent. Le docteur Hammond dit que dans les maladies des nerfs le cyclisme est plus efficace que n'importe quel traitement électrique. Le médecin pour nerfs Eulenburg déclare qu'il a ordonné la bicyclette dans différents cas de nervosité et reconnaît qu'elle est préférable à tout autre genre de gymnastique. Ce qui agit favorablement ici sur le neurasthénique, c'est l'attention si nécessaire, l'«éveil», qui l'empêche d'exercer son examen personnel favori. Il faut seulement se livrer au cyclisme avec la prudence nécessaire.

Pour que la cure de bicyclette ait le succès désiré, elle doit être accomplie avec prudence et réflexion. Il faut surtout que le malade s'exerce lentement dans des séances courtes, qu'il allongera graduellement et où il n'ira pas plus vite qu'on ne marche d'ordinaire. Jamais on ne dépassera 15 à 18 kilomètres à l'heure, et 50 kilomètres dans une journée. Pour les premiers exercices, un terrain plat est indispensable; plus tard, on évitera encore les fortes montées. L'attitude sera droite, comme à cheval, on ne resserrera pas les épaules. Une mesure importante pour le bien-être du cycliste sera l'allure du pouls et de la respiration, celui-là ne doit pa dépasser 100 pulsations, celle-ci 25 aspirations à la minute. Le dépassement de ces chiffres a la valeur d'un surmenage et, comme tel, est décidément nuisible pour le neurasthénique.

Une grande importance revient encore à l'influence psychique chez l'hypocondriaque.

13ième exercice de volonté.

Quand vous vous croyez malade, faites-vous examiner soigneusement par un médecin et répétez l'examen dès que vous craignez un mal nouveau.

14ième exercice de volonté.

Quand le médecin vous a tranquillisé, éloignez de votre horizon tout livre qui traite de sujets se rapportant au domaine de la médecine ou qui ne fait que l'effleurer. Ne lisez rien sur les symptômes des maladies, leur cours et leur issue. Faites tous les jours de la gymnastique de chambre une demi-heure.

15ième exercice de volonté.

Pour les moments libres d'occupations, composez-vous un programme agréable, déterminé, de travail et de délassement.

Ce programme peut consister à volonté en: lecture des ouvrages humoristiques cités page 74 (indispensable); en fantaisies, études de langues ou autres, collections, versification, culture de fleurs, photographie, peinture, patinage, chasse, parties de montagne, équitation, canotage, longues marches; en musique (excepté chez les musiciens de profession); en visites de comédies, farces, opéras comiques (en revanche, les drames musicaux de Wagner, les drames sérieux, les tragédies, les oratorios avec chœurs puissants, les concerts difficiles sont défendus); jeux de cartes et de dominos avec mise aussi faible que possible; travaux mécaniques, comme sculptures en bois, etc.

16ième exercice de volonté.

Quand apparaissent des pensées et des sentiments pathologiques hypocondriaques, procédez immédiatement à une des occupations qui viennent d'être énumérées et cherchez ainsi un dérivatif. Si vous ne réussissez pas immédiatement, considérez qu'il ne s'agit pas d'une maladie véritable, mais d'un sentiment maladif.

Kant dit fort justement:

Même dans les *maladies* réelles, il faut bien distinguer: la *maladie* et le *sentiment de la maladie.* Ce dernier surpasse généralement la première de beaucoup. Bien plus, on peut même prétendre que, souvent, on ne remarquerait pas du tout la maladie proprement dite, qui souvent consiste seulement en trouble local d'une fonction d'une partie souvent insignifiante, si le dégoût et le malaise, ou les sentiments et les douleurs désagréables qui en résultent, ne rendaient notre état extrêmement pénible. Mais ces sentiments, cette action de la maladie sur le tout, dépendent, en majeure partie, de nous. Une âme faible, amollie, une sensibilité qui s'en accroît, sont complètement accablés; un esprit fortement endurci les repousse et les supprime. — Chacun accorde qu'il est possible, par un événement inattendu, une distraction agréable, en un mot, par quelque chose qui distrait fortement l'âme d'elle-même, d'oublier son mal corporel. — Pourquoi une volonté ferme, la force de l'âme, ne pourraient-elles en faire autant?

Le plus grand remède contre l'hypocondrie et tous les maux imaginaires est en effet l'*objectivation de soi-même,* tout comme la cause principale de l'hypocondrie et son essence même n'est autre chose que la *subjectivation de toutes choses,* c'est-à-dire que le moi physique a reçu le pouvoir sur tout, devient l'unique pensée, l'idée fixe et ramène tout le reste sous cette catégorie.

7

Parmi les remèdes psycho-intellectuels contre l'hypocondrie, le plus important est une occupation appropriée, dérivative, distrayante. Celui dont les fonctions sont de nature intellectuelles cherchera une occupation qui relaie autant que possible les organes intérieurs de la pensée. Certes, l'homme ne peut s'empêcher de penser, tant qu'il veille; mais il dépend de lui au moins de détourner l'activité de l'esprit des sens intérieurs et de l'imagination, et de la transmettre aux sens extérieurs et aux organes du mouvement volontaire. Cette intention sera réalisée quand il passera de son monde intérieur au monde extérieur. Une condition essentielle ici est que l'activité extérieure n'épuise pas au même degré que l'activité intérieure, mais donne, au contraire, de nouvelles forces par un relèvement graduel de la totalité des actions vitales. Les occupations de cette nature sont en particulier: le jeu de quilles, le jeu de paume, de billard, le tir à la cible, la pêche, la chasse, les petits travaux de jardin, la photographie, puis piocher, creuser, faucher, cueillir des fruits, fendre du bois, greffer, planter, tailler des rosiers, etc. Aussi bien on procède généralement à ces opérations en société. Souvent la gaieté et la bonne humeur sont un assaisonnement, ou bien l'on sait sa femme et ses enfants dans le voisinage et on a en même temps le sentiment joyeux de faire quelque chose d'utile. En hiver, la rudesse de la température rend beaucoup de choses impossibles. Alors, le mélancolique se procurera comme il pourra des travaux mécaniques, comme ceux des tourneurs, des menuisiers, des sculpteurs; par ex., de l'ébénisterie, du dessin, du modelage. En fait de jeux, le jeu de quille et de billard convient encore parfaitement en hiver, ainsi que le patinage.

Mais, que penser quand on voit nos classes instruites, dans l'intention de se distraire, se livrer à des occupations, qui les épuisent comme les travaux intellectuels les plus sérieux? C'est ainsi que nombre de savants s'imaginent devoir rechercher des travaux intellectuels, même dans leurs distractions. Aussi croient-ils faire assez pour leur délassement en passant d'un livre à un autre et en s'entretenant à leurs heures de délassement, au lieu de sciences sérieuses, avec les productions de l'esprit, ou en s'occupant de beaux-arts. Sans doute, il est vrai que la lecture d'une histoire ou d'un poème ne fatigue pas à beaucoup près autant que l'étude réelle de sujets abstraits, et peut, partant, être considérée comme un travail intermédiaire convenable. En tout cas, ce n'est pas un délassement réel et suffisant, car toute lecture maintient les sens intérieurs en activité et occasionne une dépense de force qui, quand il s'y ajoute un épuisement préalable, doit accroître considérablement la faiblesse. D'ailleurs les créations personnelles dans le domaine des beaux-arts épuisent incomparablement plus que la jouissance de travaux étrangers et ne se prêtent nullement à servir de distractions; quiconque s'y est essayé déjà, le sait. D'autres se précipitent de leur cabinet de travail sur le premier jeu venu, soit des dames, soit d'échecs. Les femmes, agitées par la sensibilité et l'inquiétude de leur âme, cherchent consolation et délassement dans le jeu insipide des cartes, dans une lecture de roman doucereux, dans des spectacles et des concerts fatigants, où l'âme est poursuivie par toute sorte de sensations. Quand, comme ici, la tension constante de l'esprit et la succession la plus variée de passions violentes rongent la force des nerfs, que le manque de mouvement et la sédentarité dans un air confiné arrêtent la degestion, la circulation du sang et toute fonction vitale: que peut-il en résulter autre chose qu'infirmité et débilitation? Dans de pareilles circonstances, il faut bien nous attendre à trouver dans les classes dites instruites, ce qui existe en réalité, des hommes hypocondriaques et des femmes hystériques. Comme il en serait autrement si l'homme savait, là aussi, ce qu'il veut, s'il connaissait les vraies fins du délassement et était ainsi mieux dirigé dans le choix des moyens!

Ceci ne s'applique pas, sans doute, aux personnes qui remplissent leurs fonctions et leur état seulement avec le travail des mains ou des pieds, ou même uniquement avec la bouche. Pour celles-là, les distractions qui éveillent l'esprit, comme celles qui viennent d'être indiquées, non seulement n'ont pas d'inconvénient, mais sont plutôt utiles, pour mainte étincelle qu'elles jettent dans l'esprit qui sommeille et qui peut de ci de là se développer en une vie joyeuse.

Il ne faut par non plus comprendre ce qui précède comme un arrêt de condamnation pour ces entretiens en général. Parfois, un jeu de cartes innocent et ingénieux, et tout particulièrement la visite de bons spectacles, opéras et concerts, pourront être un excellent moyen d'entretien et de jouissance, comme aussi d'éducation et d'ennoblissement. Il importe seulement que le choix

soit toujours bon, réponde au besoin intérieur existant
et à l'état, que le lieu, le temps et la mesure soient
convenables. (Hartmann.)

On ne saurait faire trop grand cas dans l'hypocondrie, la mélancolie, le dégoût de la vie, de l'amitié
vraie. Citons à ce propos les paroles réellement senties
et vécues de Schwarz:

«L'amitié naît où il y a communauté d'intérêts, plus durable
quand il y a harmonie dans les principes, la meilleure quand les
deux conditions se trouvent réunies. Aussi un sage de l'anti-
quité a-t-il eu raison de dire que la véritable amitié est une
âme dans deux corps. Aux jours de maladie, tant au moins que
le mal ne passe pas, on n'est pas généralement homme à augmenter ses relations par un caractère communicatif et par l'amitié. On n'est pas content de soi-même et l'on ressent avec peine,
parfois même avec humiliation, l'écart qui sépare le vouloir du
pouvoir. Mais on cherchera à conserver les amitiés existantes,
quand même on ne pourrait plus marcher partout du même pas.
Ici, je me rappelle avec reconnaissance tous ceux qui m'ont touché
de près pendant des années, mais surtout un ancien camarade
d'école qui était encore par-dessus le marché mon compagnon
d'infortune, quoique moins éprouvé. Longtemps nous avons été
ensemble presque tous les jours, discutant le bien de l'humanité
et notre propre bien, généralement d'accord, rarement désunis
et nous secondant réciproquement en beaucoup de choses.
Nous avons aussi fait ensemble le voyage chez le père Kneipp.
Maintenant, mon vieux compagnon est parti depuis longtemps; il
exerce à la satisfaction générale et une femme l'a accompagné
de bon gré. Je ne partage nullement l'opinion courante que les
malades des nerfs se nuisent par un commerce réciproque; on
veut être compris et gagner en intelligence, et ces deux choses
ne sont guère possibles que par le commerce avec ses semblables. — Si l'on a de bons amis ou des parents accueillants à la
campagne, ou dans une région boisée, un commerce convenable

avec ceux-ci aura un excellent effet. On ira une fois un jour chez eux, ou plusieurs semaines, tout à fait suivant l'occasion et les circonstances; on verra et entendra autre chose, et le profit sera généralement plus grand ainsi qu'en «se nichant» dans une ville d'eaux quelconque.»

Et enfin il ne faut pas oublier ici comme la pratique de la renonciation volontaire et l'accomplissement ferme de son devoir réussissent à guérir l'âme blessée, affligée, et à la rendre gaie. Et l'avantage est ici aux esprits religieux. Le sentiment religieux vivant donne la plus grande résistance à tous les torts de la vie.

Le sermon de la renonciation dans la bouche d'un médecin n'est certes pas moderne et se heurte partout à des contradictions. Mais peu supposent comme ils se sentiraient bien ensuite s'ils suivaient, au moins une fois, pour essayer, les avertissements à l'accomplissement du devoir et à la renonciation volontaire. Celui dont tout le bonheur ne vient que du dehors, poursuit des fantômes, et quand il obtient enfin son prétendu bonheur, il n'a atteint que sa ruine. Certains hommes et certaines femmes, dit fort justement Koch, pourraient conserver la santé à leur système nerveux s'ils voulaient renoncer à leur galop et à leur hâte, à leurs jalousies et à leurs vains agissements, avides de jouissances, à leurs prétendus délassements qui agacent les nerfs et ruinent la santé, qui les débarrasseraient encore souvent ainsi de toutes sortes de soucis rongeants, etc., et que remplacerait un sentiment de santé et de paix intérieure. C'est une vie contraire à la nature, au delà de toute mesure, dans le domaine psychique comme dans le domaine physique;

c'est celle que mènent actuellement et, en partie aussi, malheureusement, doivent mener de nombreuses classes de la société. Il faut encore essayer à la onzième heure un retour à une autre vie qui donne satisfaction à l'esprit comme au corps, sinon une banqueroute intérieure et extérieure sera la conséquence inévitable. Mais qui parmi les coupables écoutera cet avertissement? Ce ne sera pas la foule. Mais si l'on peut être utile par là, ne fût-ce qu'à un petit nombre, il vaut la peine d'y toujours revenir. Un sermon, qu'elle sera obligée d'écouter, ne parviendra sans doute à la foule que par de grands événements, où ses menées ne seront pas étrangères; une discipline extérieure apportera parmi les souffrances ce qu'une discipline personnelle des esprits aurait pu obtenir en paix. (Koch.)

---

3. Les maladies sexuelles.

L'état des fonctions sexuelles a beaucoup d'importance en ce qui concerne l'origine et la conservation de l'assurance chez l'homme. L'impuissance nuit de la façon la plus grave à l'enjouement, à la fraîcheur de l'esprit, à l'activité, à la confiance en soi et à l'essor de l'imagination. Cette perte d'énergie est d'autant plus importante que l'âge où l'homme perd sa puissance génératrice est moins avancé et qu'il était plus sensuel. La perte subite de la puissance génératrice peut même conduire à la mélancolie grave et jusqu'au suicide: pour ces natures, la vie sans amour est insupportable. Mais là aussi où la réaction n'est pas si tranchante, la personne atteinte dans cette puissance génératrice semble morose, envieuse, égoïste, jalouse, béotienne, apathique, sans conscience de sa valeur, pusillanime (Krafft-Ebing). Très fréquemment les impuissants sont incapables des entreprises les plus simples, irrésolus et sans aucune assurance.

Les formes de l'impuissance sont différentes et le traitement varie en conséquence.

On sait déjà que toute une série de maladies générales peuvent amoindrir ou supprimer la puissance sexuelle de l'homme. En même temps, les parties sexuelles demeurent entièrement normales, au moins au début, et ont encore fonctionné régulièrement avant la maladie. L'influence la plus connue sur l'activité sexuelle est celle du diabète. Presque toujours son pemier et unique symptôme est l'impuissance. Souvent ces malades restent l'image d'une santé vigoureuse et la clef ne se trouve que dans l'examen de l'urine.

L'impuissance survient fort régulièrement dans la consomption dorsale, souvent de très bonne heure, parfois aussi elle alterne au début avec des périodes d'excitation sexuelle, pour devenir bientôt, il est vrai, durable. Ici aussi les malades n'ont pas, souvent, conscience de leur maladie fondamentale. D'autre part il faut faire ressortir que parfois, en dépit de la consomption dorsale, la puissance sexuelle se conserve pendant une durée frappante.

On attribue encore une influence sur l'activité sexuelle à nombre d'aliments et de remèdes; il ne s'agit ici naturellement que d'un usage prolongé assez longtemps. Ainsi l'abus de l'alcool, l'empoisonnement chronique par le plomb, le séjour prolongé dans les vapeurs d'antimoine et d'arsenic, l'absorption prolongée de préparations à l'iode peuvent, d'après des médecins éminents, amoindrir la capacité conjugale d'un homme. En revanche, d'autres le contestent. Seul, le rôle funeste de la morphine est certain. D'après Levinstein, après avoir d'abord augmenté l'excitabilité sexuelle, elle finit par affaiblir la puissance génératrice. Les expériences faites sur des fumeurs d'opium montrent aussi qu'ils sont extrêmement capables des devoirs conjugaux, mais qu'en continuant assez longtemps cette habitude nuisible leurs forces sexuelles disparaissent.

La forme d'impuissance la plus importante et en même temps la plus intéressante est celle qui a une origine *psychique*.

Dans certains cas, peu fréquents sans doute, l'impuissance s'unit à l'aversion pour une certaine femme. C'est ainsi qu'elle peut prévaloir avec l'épouse, tandis que le commerce avec d'autres individus réussit parfaitement. Qu'un jeune époux soit inhabile avec sa femme, par timidité ou crainte provenant d'un grand hommage, la chose est possible, bien que peu vraisemblable. Le cas n'est que plus digne de foi, où des bizarreries intellectuelles, des particularités de caractère repoussantes et encore plus des défauts corporels répugnants et des infirmités de la femme donnent lieu à l'attitude passive de mari. Fürbringer parle ainsi d'un banquier âgé de 38 ans qui n'osait plus avoir commerce avec sa femme depuis qu'elle avait eu une fausse couche. P. Müller parle d'un mari qu'épouvantait une pilosité étendue, repoussante, de sa femme, à un endroit insolite, et d'un autre que la découverte, après le mariage seulement, d'un faux râtelier, dégoûtait de l'embrassement. Mais il arrive aussi qu'une épouse, avec tous les avantages d'un corps chaste et beau, ne puisse causer l'incitation que des femmes de mauvaise vie procurent.

Au nombre des cas légers d'impuissance se trouve encore le ratement passager de la force virile. On sait que le surmenage et la diversion de l'esprit exercent une influence débilitante sur le sens sexuel et tout l'intérêt psychique peut être accaparé par des affaires, des calculs mathématiques, des imaginations d'artiste et autres spéculations particulières, en sorte qu'il ne reste plus rien pour les joies de société, de table et autres plaisirs. Les érudits surtout sont ainsi victimes de leur vocation.

D'après les témoignages unanimes, un des plus grands de tous les savants, Isaac Newton, n'a jamais eu de commerce charnel et l'on peut accepter que, s'occupant sans cesse des problèmes les plus difficiles et nécessitant les pensées les plus profondes, jamais il n'a ressenti d'appétit vénérien.

Grimaux de Ceaux et Saint Ange décrivent un cas oú un célèbre mathématicien était toujours empêché de terminer l'embrassement parce qu'il lui venait tout d'un coup à l'esprit des problèmes de géométrie ou des équations dont il s'était occupé le jour même. Le traitement fut très remarquable en apparence. On recommanda à sa femme de ne permettre le rapprochement à son mari que quand il aurait une pointe. L'appesantissement de la faculté de penser devait donner le pas au sens sexuel.

Un autre cas plus intéressant encore nous est raconté par Hammond. Un jeune escamoteur, dont les pensées étaient accaparées par son métier, éprouvait un fort besoin sexuel après ses représentations du soir. Pourtant il ne pouvait le satifaire, car au moment du commerce il lui venait chaque fois à l'esprit un artifice technique quelconque de son métier qui anéantissait son vouloir comme son pouvoir. L'insuccès dans le coït avait pour conséquence ici qu'à l'essai suivant la crainte de ne pas arriver encore une fois au but se ravivait chez lui, et cette crainte se réalisait. Ainsi se développa chez lui cette peur, qui revenait à chaque tentative de coït, que des pensées étrangères ne s'imposent au moment propice et n'empêchent cet embrassement. Et c'est justement à la suite de cette attente anxieuse de ce qui allait arriver qu'apparaissaient, avec une sûreté cruelle, les pensées dont il redoutait tant la présence. Il lui manquait donc la confiance qui est nécessaire avant tout pour la réussite du coït. Hammond ordonna à l'escamoteur un voyage sur mer, lui recommandant sévèrement de ne pas pratiquer le coït avant son retour qui aurait lieu environ dans quatre mois. Le traitement fut couronné de succès. Ce qui avait réussi ici, c'est sans doute le retour de la confiance du malade, la pensée que la longue pause, jointe au bon air et à la nourriture, l'aurait fortifié de telle sorte qu'il serait enfin habile.

Ce dernier cas nous amène à un autre symptôme plus fréquent. L'embarras et le défaut de confiance peuvent, on l'a dit, paralyser les hanches d'un homme. C'est justement la tension de l'esprit, concernant la réussite du coït, et le désir le plus vif de provoquer l'érection du membre, qui ont une influence nuisible. Combien de fois, par ex., le premier effort d'un homme fait-il fiasco parce que, comme le dit **Fürbringer**, à la hauteur compréhensible de la première émotion toute particulière s'ajoute l'impuissance de dominer la situation.

La confiance nécessaire manque avec une fréquence particulière chez ceux qui n'ont pas la conscience tout à fait pure au sujet de l'amour et qui se souviennent de leurs péchés de jeunesse. Ici l'onanisme (masturbation) joue un rôle funeste.

Les profanes croient généralement que l'onanisme amène à une perte précoce de la capacité sexuelle, et certes cette tendance est un bonheur, puisque beaucoup se retirent, par crainte de ces suites, de débauches repoussantes. Mais cette opinion exagérée devient aussi souvent une malédiction en amenant elle-même l'impuissance.

Car il arrive une fois à l'occasion chez les onanistes, dit **Casper**, qu'ils ont de la peine dans le commerce, soit que la raideur du membre n'arrive pas au moment où elle est nécessaire, ou disparaisse trop vite, soit que ces personnes mettent un temps extraordinaire jusqu'à l'éjaculation et fassent des efforts extraordinaires qui épuisent leurs forces; bref, les malades observent que l'acte ne s'est pas accompli comme autrefois. Les personnes en question ont pu être épuisées de corps ou d'esprit, leurs pensées détournées. Elles ont peut-être bu auparavant ou la sympathie pour la femme était extrêmement faible; celle-ci a provoqué leur dégoût ou leur horreur par sa malpropreté, son odeur désagréable ou ses manières vulgaires. Un de ces motifs suffirait à leur faire comprendre pourquoi l'embrassement n'a pas été aussi aisément que de coutume.

Mais les malades attribuent cela, comme il semble naturel, à leurs débauches sexuelles; ils disent que c'est le châtiment. Souvent ils ont raison, mais souvent ce n'était qu'un de ces hasards qui, joint à une faiblesse momentanée, a causé l'insuccès. Mais quand cela leur est arrivé une fois, il s'y ajoute, ainsi qu'on l'a décrit plus haut en détail, la crainte qu'il n'en soi encore ainsi dans la suite, et cette pensée gêne plus que tout le reste la réalisation d'une érection régulière.

Toutefois on rencontre le plus souvent l'impuissance psychique, par défaut de confiance, chez les jeunes époux dans la première nuit qui suit la noce. Sans la moindre débauche antérieure et sans qu'un seul signe de faiblesse nerveuse apparaisse, la nuit de noce, l'érection est défectueuse ou nulle, ou bien l'insuccès survient par suite de l'ignorance de l'homme concernant le terrain qu'il doit conquérir. Là-dessus, confusion de la découverte de l'épouse qu'il ne peut satisfaire à ses devoirs conjugaux et qu'il peut être méprisé par sa femme.

Il est à peine besoin de faire remarquer *que toutes ces formes d'impuissance psychique sont curables.* Elles comptent, comme celles où les troubles nerveux concomitants ne sont pas profonds et se limitent à la région sexuelle, parmi les tâches les plus heureuses du médecin expérimenté.

L'impuissance provoquée par des causes psychiques disparaît bientôt quand le malade prend courage et s'arrache à sa mauvaise humeur. Il faut avant tout que la crainte de l'incurabilité du mal et des perspectives exagérées et si frivoles, dépeintes dans les livres populaires, disparaisse. Nous renvoyons instamment sous ce rapport aux «Mauvaises habitudes sexuelles» du docteur Schuster, le seul livre reposant véritablement sur une expérience scientifique, et en même temps populaire.

Pour l'impuissance psychique, les bains d'acide carbonique de toute sorte sont une excellente cure. La forte excitation délivre les érections et les malades prennent courage et confiance. On peut de même prendre avec avantage à l'intérieur des préparations d'ergotine, de phosphore, de strychnine et de fer. Ces dernières ne nécessitant pas d'ordonnance de médecin, nous recommandons surtout une liqueur de fer ou amer stomachique ferrugineux. L'emploi du courant électrique rend aussi de bons services; toutefois il doit être fait par la main du médecin. Très souvent les personnes atteintes d'une impuissance légère se soumettent chez le premier venu, ami, parent ou gardemalade, à un traitement électrique; les courants sont alors beaucoup trop forts; aussi, au lieu de recouvrer la capacité d'érection qui leur manque, ils perdent encore complètement et d'une façon durable le reste de force qui leur était demeuré.

Pour recouvrer la puissance génératrice, une longue pause est absolument nécessaire. Le malade qui s'essaie de nouveau trop tôt, court peut-être et même vraisemblablement le danger de subir un échec. Mais il ne se laissera pas décourager par là et douter de sa guérison. Il faut mettre encore davantage les malades en garde contre toutes les positions et mesures contre nature qui visent à obtenir la raideur du membre. Elles amènent presque toujours le résultat contraire. Rien ne gêne autant la production de l'érection que son désir ardent.

Il fut beaucoup question, il y a plusieurs années, d'une découverte de Brown-Séquard. Elle devait permettre de relever infailliblement la force sexuelle déprimée. On avait trouvé dans le liquide des testicules de différents animaux une substance efficace capable de développer une grande force. Ainsi Brown-Séquard injecta dix fois en trois semaines à un vieillard de 71 ans un extrait du liquide testiculaire, sous la peau. Cette mesure eut, à en croire l'auteur, un résultat merveilleux. Aux états d'épuisement succéda chez le vieillard un sentiment de force comme vingt ans auparavant. Il put de nouveau rester debout, sans fatigue, pendant des heures. La force musculaire apparut sensiblement accrue. Le jet urinaire fut plus fort et plus long. Variot prétendit aussi avoir observé une action favorable sur les fonctions sexuelles chez cinq hommes. Malgré de nombreuses objections à cette théorie, les communications de Brown-Séquard tombaient sur le sol le plus favorable. Des chimistes cherchèrent à extraire du liquide testiculaire la substance efficace (spermine); on fêta la découverte comme une fontaine de jeunesse. Et l'inventeur lui-même, un an après, devant l'assaut des impuissants, dut s'enfuir en Angleterre. Une grande fabrique connue, s'adressant au professeur Fürbringer, comme celui-ci le raconte, lui demandait la remise des testicules des hommes disséqués à l'hôpital Friedrichshain, afin de pouvoir suffire aux demandes de spermine qu'on lui adressait.

La réaction ne tarda guère. Un examen tranquille montra que tous les prétendus effets sur la force sexuelle étaient imaginaires. C'est ainsi que Fürbringer n'a pas observé le moindre succès chez dix-huit hommes de 24 à 72 ans auxquels il avait injecté le liquide sans révéler son but. Pas une fois ils n'indiquèrent ou ne reconnurent d'excitation sexuelle.

Il est rare que l'impuissance due à des causes psychiques ne cède à l'un des moyens indiqués jusqu'à présent. Autrement, nous conseillons vivement encore une fois le traitement hypnotique (magnétique). Il est évident que dans une maladie dont les causes sont psychointellectuelles, une cure qui agit sur la vie de l'âme doit être efficace, et la pratique médicale a complètement confirmé cette expérience.

Le docteur de Schrenck-Notzing raconte, par ex., au sujet d'un médecin de 33 ans, ce qui suit. Chez lui l'instinct sexuel s'éveilla dès la dixième année. A partir de ce moment il s'adonna à l'onanisme, sans remarquer de conséquences sur son système nerveux. L'onanisme cessa seulement avec le commerce régulier avec des filles. Après sa 30ième année — dans l'intervalle il avait eu une chaude-pisse — il survenait dans les tentatives de coït de violentes émotions psychiques avec angoisses, rendant l'érection impossible. Le traitement médical de spécialités éminentes demeura sans succès appréciable. Comme le malade était sur le point de se marier, il s'affligeait de son état qui occupait sans cesse sa pensée. C'est alors qu'il chercha chez le docteur de Schrenck-Notzing, à Munich, le secours du traitement hypnotique. Mis, dès la première séance, dans le sommeil hypnotique, il est calmé, on lui fait entrevoir une capacité complète et une diminution des sensations désagréables. Le même jour, le malade put se livrer deux fois avec succès au coït avec une fille, sans l'émotion précédente. Il restait pourtant encore l'irritabilité excessive du membre, qui obligeait le malade à penser continuellement à son mal. Après deux autres séances hypnotiques, cette irritabilité excessive disparut aussi; la guérison est éclatante et dure toujours.

Avec l'impuissance, les maladies nuisibles pour la volonté ne sont pas encore épuisées. Ici se rangent toutes les maladies sexuelles à la suite desquelles surviennent les signes certains du trouble du système nerveux, c'est-à-dire les symptômes désignés du nom de «neurasthénie sexuelle».

Un rôle particulièrement funeste sous ce rapport revient à l'uréthrite gonorrhéique, si extraordinairement répandue, la chaude-pisse chronique, avec participation de la prostate. Enfin les pollutions fréquentes et les spermatorrhées, l'onanisme et la nocuité du coït interrompu (coïtus interruptus) entrent aussi en ligne de compte.

L'image de la faiblesse nerveuse sexuelle est celle de la neurasthénie générale, seulement avec une prédominance particulière des anomalies sexuelles.

La guérison de la faiblesse nerveuse sexuelle suppose la guérison du mal sexuel. De ce côté, il faut absolument renvoyer à un bon spécialiste. Les symptômes consécutifs à la faiblesse nerveuse même se soigneront d'après les prescriptions de la troisième lettre.

---

4. Rhumatisme et goutte.

Si je cite ces maladies parmi celles qui nuisent à la volonté, ce n'est pas parce qu'elles influencent sensiblement la puissance de travail — c'est le cas plus ou moins pour toutes les maladies, les chroniques surtout — mais à cause de leurs rapports avec la faiblesse nerveuse générale.

Par malheur, pour beaucoup de malades, on ne tient presque pas compte qu'il y a des douleurs dorsales; des douleurs dans les reins et les membres, des douleurs tirantes et d'autres dans les pieds, ne se distinguant en rien des douleurs rhumatismales et de la goutte, et que l'on prend pour telles, bien qu'elles soient en réalité purement neurasthéniques.

Douleur, raideur, immobilité des articulations, voilà les symptômes des douleurs aux membres, neurasthéniques aussi bien que rhumatismales. Celles-là se promènent aussi dans toutes les directions, sont aujourd'hui à un endroit et parties le lendemain, parfois accompagnées de chaleur et de cuisson, à d'autres moments de sensations mordantes, profondes.

Cette méconnaissance des douleurs neurasthéniques explique pourquoi, dans nombre de cas, le traitement médical suivi est demeuré sans résultat. Si, outre les symptômes nerveux, il existe de ces douleurs «rhumatismales» vagues, on aura sujet de les tenir pour neurasthéniques et, dans ce cas, la cure décrite dans la troisième lettre pourra seule y porter remède.

---

5. Maladies nerveuses de la digestion.

Dans mes ordonnances il ne saurait être naturellement question de décrire toutes les maladies de l'estomac et leur guérison. Il importe davantage d'indiquer que les *affections nerveuses de l'estomac* ont une influence funeste sur l'énergie et la volonté et peuvent même, par une mauvaise humeur hypocondriaque prononcée, les paralyser entièrement. L'éloignement des maladies nerveuses de l'estomac est donc une condition préalable indispensable de l'éducation de la volonté.

Presque toutes les personnes nerveuses, surmenées, souffrent d'une sorte particulière de sentiment de faim qui survient avec violence, la faim dite «nerveuse» (faim neurasthénique). Tous les symptômes pathologiques dont souffre le malade apparaissent subitement de la façon la plus violente; le malade est pris des plus fortes chaleurs à la tête, se sent extrêmement mal, à périr, à tomber; la plus vive inquiétude s'empare de lui et il devient entièrement incapable de continuer son travail.

Le seul remède naturel est alors de manger immédiatement; l'humeur se relève à l'instant et chasse les troubles. Chaque absorption de nourriture soulage l'état du nerveux. Pour cette raison déjà et afin de prévenir la faim nerveuse gênante, il faut absolument que le nerveux porte le nombre de ses repos à cinq au minimum, de préférence à six.

Le professeur Strümpell dit fort justement que les personnes surmenées se plaignent très fréquemment de toute une série de sensations nerveuses et dyspeptiques, qui surviennent toutes de préférence après l'absorption de nourriture, au moment de la digestion, et peuvent être appelées, pour cette raison, dyspepsie nerveuse. Ces malades disent qu'ils ont après chaque repas une pression et une douleur dans l'estomac, que leur estomac est déjà plein et gonflé après quelques bouchées. A la suite de cela il survient fréquemment un fort sentiment d'oppression sur la poitrine et des palpitations. Souvent aussi les malades souffrent de renvois, qui deviennent à l'occasion des vomissements. Quoique tous ces symptômes puissent survenir aussi de la même manière dans les affections stomacales ordinaires, surtout dans les catarrhe de l'estomac, certains autres symptômes concomitants n'en indiquent pas moins généralement le caractère nerveux de la maladie. D'abord il est facile de constater que les troubles cités présentent un changement frappant dans leur force. Ces malades qui aujourd'hui, après quelques cuillerées de soupe, se plaignent d'oppressions d'estomac violentes, prendront une autre fois de bonne humeur tout un dîner sans songer le moins du monde à leur estomac. Là, comme en beaucoup d'autres occasions, se montre de la façon la plus visible l'influence d'excitations psychiques sur l'état de l'estomac. Chacun sait comme une colère violente, une peur ou une espérance, une émotion triste ou joyeuse peut nous enlever de suite tout appétit, comme une émotion forte provoque souvent le vomissement, etc. C'est de la même façon que les affections psychiques les plus légères se font sentir chez les personnes facilement irritables. Mais rien n'agit plus défavorablement sous ce rapport que les états d'émotion psychique qui se rapportent à l'état de son propre corps. La crainte qu'un mets mangé ne puisse nuire, l'inquiétude perpétuelle d'avoir une maladie grave de l'estomac en voie de développement, les états d'émotion contribuent surtout à entretenir l'état maladif et à l'augmenter peu à peu. Il en résulte cette irritabilité psychique particulière, excessive, qui ressent les «douleurs» les plus vives dans l'estomac quand il ne s'agit que de sentiments ordinaires tout à fait réguliers. Il en résulte enfin certains mouvements produits moitié inconsciemment, moitié volontairement, qui opèrent les renvois, les vomissements, etc.

Nous voudrions donc appuyer surtout sur la conviction qu'il ne s'agit pas dans la grande majorité des cas de dyspepsie nerveuse, de troubles fonctionnels quelconques des nerfs de l'estomac comme tels, mais d'émotions «psychogènes» centrales, maladives, dont les suites se font sentir surtout dans le domaine des fonctions de l'estomac. La dyspepsie nerveuse n'est qu'un exemple particulier de ce grand groupe de maladies nerveuses qui doivent leur origine aux émotions hypocondriaques et peuvent survenir dans les organes les plus différents; elle n'est à proprement parler qu'un symptôme partiel de la «nervosité» «générale» ou «neurasthénie» et beaucoup de médecins l'appelent avec raison «neurasthenia gastrica». Aussi observe-t-on fréquemment, outre les symptômes de l'estomac, d'autres phénomènes nerveux: les signes de l'augmentation de l'irritabilité psychique, symptômes du côté de la tête (mal de tête, pression dans le tête, vertige), sensations anormales dans les extrémités (douleur, sentiment de froid, perte de l'ouïe), etc. Presque toujours on observe encore en même

8*

temps certains symptômes du côté de l'intestin. Les malades se plaignent du gonflement de leur ventre, et surtout de leur selle, irrégulière et difficile.

La dyspepsie nerveuse a une importance plus sérieuse quand les malades prennent très peu de nourriture par peur de fautes diététiques et à la suite de l'inappetence occasionnée par l'inquiétude intérieure. Alors surviennent parfois une anorexie nerveuse complète, une peur persistante de toute nourriture et même une aversion complète pour tout manger. Un amaigrissement sensible, parfois même très intense et une grande faiblesse et prostration corporelles générales en sont naturellement la conséquence. Ces malades finissent par s'aliter complètement et produissent, en effet, l'impression de personnes gravement malades.

Comme les maladies nerveuses ne sont qu'une conséquence de la faiblesse nerveuse générale, il va de soi que leur guérison exige l'observation absolue de la cure décrite page 66. Tant que la cause ne sera pas écartée, l'effet ne disparaîtra pas davantage.

A propos des maladies nerveuses d'estomac, il faut encore faire les remarques spéciales suivantes.

Ne jamais travailler immédiatement avant ou après le repas. L'un trouble la digestion, donne des maux de tête et amène des troubles dans la circulation du sang; l'autre agit exactement de même, parce que le travail qui précéde, prolonge encore l'excitation des nerfs et le sang reste dans le cerveau au lieu de s'écouler vers l'estomac.

La nourriture n'a pas besoin d'être modifiée, ou évitera seulement les gâteaux, les mets de farine, les sauces fort grasses, les légumineuses, le fromage vieux, la bière lourde. Contre le gonflement du ventre ou recommande l'addition de charbon de bois pulvérisé (jusqu'à une cuillère à café) à une boisson quelconque: le charbon de bois est un résorbant.

Très utile aussi une compresse à la Priessnitz autour du ventre: on entoure bien le ventre d'une serviette trempée et puis fortement tordue, encore humide et, pardessus, recouvrant tout, d'un drap de laine ou de flanelle pour que la chaleur nécessaire se développe et se conserve. On n'emploie cette compresse que la nuit et la retire s'il survient un réveil. On s'ordonnera aussi le plus tôt possible de courts bains de siège froids de cinq à dix minutes, où le malade veillera à se mouiller souvent et à se frotter le bas ventre sur toute la partie qui n'est pas dans l'eau, jusqu'au milieu de la poitrine. Plus tard on emploiera aussi une douche légère, que l'on fera tomber obliquement sur la poitrine, le bas ventre et le dos; les autres parties, à l'exception de la tête, peuvent être vigoureusement douchées. Toutefois le malade sera toujours prudent et ne cherchera pas à rien forcer dans la cure d'eau.

Mais, si exceptionnellement toutes ces méthodes de traitement n'agissent pas, le malade se soumettra au traitement hypnotique (magnétique, suggestif). L'hypnose fait disparaître les maladies nerveuses d'estomac d'une façon vraiment merveilleuse.

Un cas de ce genre nous est rapporté par le professeur Bernheim dans ses «Etudes nouvelles, etc.» page 246.

«Il y a longtemps que je souffre de la tête et de l'estomac. Pendant les 3 dernières années que j'ai passé au lycée, j'étais sujet à de fréquentes migraines accompagnées de vomissements survenant régulièrement le mardi et le vendredi. En 1885 et 1886 on m'a soigné pour une dyspepsie. Mais c'est surtout depuis le commencement de 1890 que je me suis senti malade, tout en tâchant de me le dissimuler à moi-même. D'incessants maux de tête, des douleurs vagues mêlées d'excitations et de faiblesse dans tous les membres, des renvois, des aigreurs, des lourdeurs dans l'estomac et des insomnies continuelles, qui me fatiguaient beaucoup. Souvent en me mettant à table le soir ou en me levant le matin je sentais encore mon repas de midi ou celui de la veille qui s'était attardé dans mon estomac. De là un manque d'appétit, un dégoût absolu de nourriture alternant avec des faims canines, qui me prenaient parfois au milieu même de la digestion.

Mais cela n'était peut-être pas tout cela, non plus que les maux de tête et les insomnies, qui me faisait le plus souffrir. *Les impressions les plus douloureuses que j'éprouvais étaient des impressions morales contre lesquelles j'essayais en vain de réagir.* Le plus mauvais moment à traverser pour moi était ordinairement entre 2 et 4 heures de l'après-midi. Alors je sentais en moi une faiblesse, une lassitude inexplicable, une torpeur générale, un engourdissement et comme un éventrement de tout l'être. Tout mouvement, toute action m'était pénible. J'évitais la société pour n'avoir pas la peine de parler et surtout de rassembler et de diriger mes idées, qui ne m'obéissaient plus. Une tristesse noire et sans motif raisonnable m'envahissait; j'étais préoccupé et inquiet sans savoir pourquoi; je me prouvais que je ne devais pas l'être, mais le raisonnement n'y faisait rien; je me désolais et m'irritais de voir mon cerveau me refuser le service, mes idées devenir troubles. En lisant j'étais obligé de relire 10 fois la même phrase sans arriver à l'entendre; quand j'arrivais à la fin, j'avais oublié le commencement. Je ne pouvais m'appliquer ni penser à ce que je faisais, non parce que ma pensée s'attachait à un autre objet, mais parce qu'elle ne pouvait s'attacher à rien et était vide par impuissance d'avoir aucune idée nette. Je voyais souvent les choses présentes sous un angle bizarre.

L'impression directe du présent n'existait pas pour moi et faisait place au souvenir du passé ou aux préoccupations de l'avenir. En face de personnes que je connaissais intimement, il me semblait parfois que je les voyais pour la première fois et qu'elles m'étaient inconnues. J'avais des moments d'absence, où la mémoire et la volonté m'échappaient complètement, pendant lesquels je perdais la conscience et la maîtrise de moi-même. Je sortais de cet état comme assommé et il semblait que je me réveillais d'un rêve pénible.

Et pourtant je luttais. , Tantôt je recourais à des efforts énergiques et directs de la volonté. Tantôt j'essayais de me persuader que tout cela n'existait que dans mon imagination; je tentais de me figurer que j'allais parfaitement bien; je le disais et le répétais alors à qui voulait m'entendre. Mais plus je luttais et plus le mal physique empirait, comme si ma volonté et ma force se fussent épuisées dans cette lutte au lieu de s'y affirmer. Ce déploiement d'énergie ne me conduisait qu'à un abattement plus profond. Et puis je m'impatientais et m'exaspérais de me voir dominé et chassé, pour ainsi dire, de moi-même par quelque chose d'étranger. Cet état de tristesse et de rêve était en contradiction trop violente avec mon caractère et ma tournure d'esprit; mes amis s'apercevaient bien de la morosité qui remplaçait mon enjouement optimiste d'autrefois. Je me mettais dans la tête que j'étais incapable de rien faire, que j'étais dépourvu de toute intelligence, que j'avais réussi dans les examens grâce à je ne sais quel hasard et cette idée m'humiliait et me faisait beaucoup souffrir.

Quand le docteur Bernheim m'a proposé de m'endormir, j'ai refusé tout d'abord, parce que je n'avais aucune confiance dans ce remède et je craignais de plus un ébranlement nerveux inutile. Il me persuada pourtant et me ferma les yeux. J'éprouvai alors une impression assez compliquée; je l'entendais fort bien me parler, j'avais ma pleine conscience, je cherchais à m'expliquer l'état dans lequel je me trouvais; je me disais en moi-même que je pourrais fort bien rouvrir les yeux si je le voulais; mais quelque chose m'empêchait de le vouloir et de les rouvrir.

En me réveillant je n'éprouvai à mon grand étonnement aucune lassitude, aucune fatigue, mais seulement un étrange besoin de rire ; à tout propos j'avais des accès de gaieté.»

Je lui avais suggéré pendant le sommeil ce besoin de rire et cette gaieté. Le malade ne se souvenait que de la première partie de son sommeil, la seconde partie pendant laquelle j'avais donné cette suggestion, avait été profonde et suivie d'amnésie au réveil.

«Je me disais bien que cette gaieté devait être factice, mais je n'en restais pas moins gai et calme. La digestion se fit bien, c'est-à-dire, qu'elle passa inaperçue.»

«Après les hypnoses suivantes je me sentis de mieux en mieux, au moral comme au physique. Je dormais parfaitement sans interruption. La digestion continuait à ne plus me tourmenter. Encore quelques maux de tête et quelques renvois, mais qui s'atténuaient de plus en plus. Il me semble que je parcours en sens inverse les phases successives de la maladie et que je suis revenu en quelques jours à la période de début, où je ne ressentais que quelques souffrances exclusivement physiques».

«Au moral j'éprouvais un sentiment de bien-être et de calme. Je me sens dans un état de quiétude, de lucidité et d'activité, auquel je n'étais plus habitué. Je sens que j'ai repris possession de moi, de mon vrai moi. Je commence à travailler, je lis sans fatigue et je rédige même quelques pages d'un travail».

«Et pourtant je n'ai guère aidé moi-même à cette guérison. Je me suis laissé faire sans foi aucune. Dans les premiers jours même j'étais presque aussi vexé et humilié que content du succès. Je trouvais désagréable de voir une volonté autre que la mienne agir ainsi sur moi et réussir là où j'avais échoué».

Cette observation a été rédigée par le malade après la quatrième suggestion faite le 11 juin 1890. Pendant son sommeil frovoqué la veille, je lui avais suggéré d'avoir le lendemain l'idée d'écrire brièvement pour me la remettre une note sur sa maladie, en insistant sur l'état psychique avant et après le traitement. Au réveil il ne se souvenait de rien. Le 13 il m'apporta cette note: il se rappela le 12 un matin que je la lui avais demandée, mais croyait que je lui en avais parlé à l'état de veille.

Il s'agit d'un homme de 27 ans, remarquablement intelligent et ancien élève de l'école normale supérieure, agrégé et professeur de l'Université. Voici maintenant comment j'ai procédé pour pénétrer dans son domaine psychique. Le malade est venu me consulter en mai; il m'exposait le récit de sa maladie, ses troubles psychiques et gastriques.

Je l'examinai; c'est un jeune homme bien constitué, d'un tempérement nerveux, mais sans nervosisme apparent, sans maladies antérieures. Je constatais tous les organes en bon état, sauf une dilatation notable de l'estomac clapotant jusqu'à l'ombilic. Cependant malgré ses digestions laborieuses, il n'était pas habituellement constipé et ne vomissait pas: je conclus que la dilatation de l'estomac était dominée par un état nerveux et que la digestion en somme, quoique lente, se faisait, puisque les selles étaient régulières. Les migraines du début, les vomissements survenant à jours fixes comme par une sorte d'auto-suggestion, les douleurs de tête, les sensations d'excitation et de faiblesse des membres, les névralgies intercostales accompagnant dès le début les troubles digestifs, tout cela me fit penser que la neurasthénie dominait la scène. La dilatation d'estomac entretenait la neurasthénie psychique, dont elle était issue.

Je ne parlai pas au malade de suggestion, ne voulant pas risquer une intervention à laquelle son esprit pouvait ne pas être préparé.

J'appelai son attention sur son estomac dilaté, je lui expliquai que la dyspepsie nerveuse consécutive à cette dilatation pouvait être cause de toutes les manifestations nerveuses, je lui prescrivis un régime convenable; il devait revenir me voir après 3 semaines de ce régime.

Il revint le 5 juin; les digestions étaient meilleures; il avait moins de renvois, moins de lourdeurs d'estomac; mais l'état général restait le même. Il me donna de nouvéaux détails sur cet état et me dit en outre qu'il lui arrivait d'avoir des absences, des pertes de conscience. Ainsi un jour, dit-il, il était sorti par la porte du jardin et se trouva au bout d'un certain temps dans la forêt sans savoir comment il était arrivé, ayant complétement perdu le souvenir de ce qui s'était passé depuis le moment où il quittait le jardin et celui où il revint à lui dans la forêt.

Cette circonstance me donna l'éveil. Je sais par expérience qu'on peut toujours réveiller le souvenir des faits oubliés qui se sont passés dans un autre état de conscience tel que celui de l'hystérie, celui du somnambulisme provoqué ou spontané.

Je dis alors au malade: «Vous croyez que vous avez eu une absence, que vous avez été inconscient; je vais vous démontrer que cela n'était pas, que vous avez votre conscience.

Et pour vous les démontrer je vais réveiller dans notre esprit le souvenir de tout ce que vous avez fait pendant cette promenade en apparence inconsciente. Tenez! vous allez vous rappeler!»

Ainsi je procède toujours avec succès pour réveiller les souvenirs en apparence éteints de l'état somnambulique. Je mets la main sur sont front, je concentre son attention, j'affirme qu'il va se souvenir.

Et en effet au bout de 2 minutes il dit: «Ah! oui! j'ai longé la rivière, j'ai rencontré un homme à qui j'ai parlé, je me suis assis sur un banc, etc.», évoquant ainsi tous les instants de sa promenade et tous les phénomiênes de conscience engourdis.

Il fut grandement surpris de ce fait. Je conclus du succès de cet expérience à sa grande suggestibilité et à son aptitude à être mis dans un autre état de conscience favorable à la suggestion.

Je profitais de l'impression produite pour lui dire: «Vous voyez que vous n'avez pas d'absence. Votre maladie est une névrose psychique. Je pense qu'elle est justiciable de la suggestion.» Il eut un moment d'hésitation. Je lui expliquai que la suggestion n'est qu'un traitement moral, que le sommeil provoqué n'a pour but que de rendre ce traitement plus efficace en dégageant le cerveau de toute préoccupation, de toute obsession, pour le rendre à lui-même et à y faire pénétrer des impressions physiologiques Il se laissa convaincre, je le mis facilement en sommeil profond. Je lui fis la suggestion de façon à être compris par lui, lui expliquant que le cerveau débarrassé de toutes ses sensations et obsessions il retrouverait toute son activité et la maladie de l'estomac était elle-même une névrose; la suggestion, modifiant l'état nerveux de l'estomac, facilitera la digestion, etc. Au réveil il fut tout étonné de se sentir bien à son aise.

Je répétai la suggestion le lendemain 7 juin, puis le 3 et le 11 et le 13 juin. Dès la seconde séance il s'endormit instantanément en sommeil profond avec amnésie complète au réveil.

Après la quatrième il m'apporta l'observation qui précède. Je ne le revis qu'au bout d'un mois, le 12 juillet. Il n'accusait plus que quelques troubles digestifs, des aigreurs, des renvois, une digestion lente, une difficulté de travailler après les repas, des névralgies intercostales une demi-heure après durant une demi-heure à trois quarts d'heure; quelques douleurs arthritiques dans les jointures, un peu de mal de tête tous les 2 ou 3 jours; le moral est resté excellent.

Après quatre nouvelles suggestions du 12 au 22 juillet tous ces symptômes ont disparu, les douleurs dès la première suggestion; les troubles digestifs ne cessèrent complètement qu'après la quatrième. La guérison était achevée physique et morale. Le 6 août il m'écrit de Paris qu'il va très bien, moralement et que la digestion se fait bien. Cet état de bien-être absolu se maintenait encore fin août. La suggestion reprimera d'ailleurs toute velléité de retour.

Cette observation écrite par un jeune homme intelligent, sachant s'observer et s'analyser, apporte, il me semble, quelque lumière à l'histoire de certaines formes de neurasthénie et à la doctrine de la suggestion.

6. Les empoisonnements personnels chroniques.

A. L'alcoolisme.

Loin d'exiger absolument pour obtenir une haute énergie, l'abstinence complète d'alcool, — bien que ce soit là, sans conteste l'idéal le plus haut — je me contente d'exiger que chacun conserve en tout temps la maîtrise de ses habitudes de boissons et ne se dégrade pas à n'être que l'esclave de ses besoins. On le reconnait quand celui qui prend par habitude de petites quantités d'alcool, peut y renoncer le cœur léger plus ou moins longtemps.

17ième exercice de volonté.

Vous vous déshabituez pour toujours de ne jamais choisir que la même qualité d'alcool et de boire une seule goutte la matinée et pendant le travail. Vous vous permettez seulement au dîner et le soir une bière légère et tout au plus deux litres en tout par jour.

18ième exercice de volonté.

Vous vous abstenez quinze jours de tout alcool et vous répétez ce jeûne d'alcool toutes les six semaines.

Le 17ième exercice de volonté est absoluent indispensable pour tout le monde et en tout temps, afin de se garder de la pente glissante.

L'exécution de la 18ième ordonnance fera voir à beaucoup, sur leur propre corps, que le renoncement à une quantité modérée d'alcool tous les jours a déjà pour conséquence un mieux visible de la productivité totale et de la santé générale.

L'alcoolisme chronique, *l'ivrognerie*, fait assurément le tort le plus grave à la volonté.

Au début, dit Kräpelin, commence régulièrement chez l'ivrogne une diminution visible de la force de travail. Un rôle important semble revenir ici à l'accroissement de la fatigabilité. Il éprouve de la difficulté à tendre longtemps son attention, à travailler des impressions nouvelles inaccoutumées; à s'orienter dans les tâches intellectuelles un peu compliquées. Aussi il aime à se mouvois dans l'ornière connue, il n'a ni penchant ni disposition au travail créateur de la pensée. Par suite son horizon se rétrécit, son éducation intellectuelle commence par s'arrêter, puis recule et conduit à un appauvrissement de son trésor représentatif et à une diminution de son jugement. Ce phénomène se trouve favorisé tout particulièrement par les troubles de la mémoire, qui ne manquent jamais. Déjà l'essai a montré que la solidité avec laquelle les choses apprises se fixent diminue sensiblement, sous l'influence d'une seule absorption d'alcool. On le remarque à un plus haut degré encore chez le buveur par habitude. Non seulement il reçoit les impressions sans clarté et superficiellement, il ne peut pas non plus se les représenter même avec les contours les plus indécis. Aussi il n'apprend plus rien de nouveau, oublie des choses importantes et conserve souvent de ce qu'il a vu une image tout à fait défigurée, confuse. La faiblesse du jugement et du souvenir fournissent le terrain le plus favorable aux chimères très fréquentes, plus ou moins prononcées. Elle ce tiennent tantôt dans le cadre d'une intelligence frappante par leur propre état, tantôt diviennent des idées de préjudice particulières. Dans certains cas elles sont soutennes par l'apparition d'illusions réelles des sens, plus fréquemment pas des perceptions trompeuses. Dans les cas graves il se développe finalement une imbécillité prononcée.

L'autre phénomène le plus important et le plus grave de conséquences dans le tableau de l'alcoolisme chronique est la dégénération morale du buveur, la disparition graduelle de ces motifs profonds d'action qui font l'unité et le cachet du caractère. Le buveur perd de plus en plus la faculté d'agir suivant des principes fixes et devient ainsi le jouet, dénué de volonté, du hasard des séductions extérieures, en particulier du penchant de plus en plus irrésistible pour l'alcool. Il a coutume d'avouer de façon très naïve cette faiblesse de volonté, en indiquant comme excuse tout à fait suffisante pour son immodération qu'il à été invité à boire, qu'on lui a payé quelque chose, qu'il y avait du vin sur la table. Presque tous les buveurs prennent de temps à autre la ferme résolution de renoncer définitivement et pour toujours à l'alcool qu'ils reconnaissent plus ou moins comme la source de leur ruine corporelle, morale, sociale et économique. «Je sais aussi m'en passer, je boirai du lait et de l'eau de Seltz», déclarent-ils, sûrs de la victoire; ils affirment au besoin spontanément leurs bonnes intentions par les promesses et les sermentes les plus sacrés et se sentent offensés dès qu'on manifeste le moindre doute concernant leur sincérité. Pourtant il suffit presque sans exception de la première occasion venue pour surmonter leur volonté faible et renverser sans plus tous ces principes élevés sur du sable. Une demi-heure après il n'est pas rare qu'on les trouve assis au cabaret, et peu de jours suffisent à effacer la dernière trace de honte et de repentir pour avoir manqué à leur parole. Aussi bien c'est l'étourdissement de l'alcool qui enlève au buveur la faculté d'apprécier tranquillement sa situation et fait périr tous les bons mouvements dans l'égoisme le plus brutal. La fin en est la figure trop connue des «buveurs d'eau-de-vie».

La seule tâche du traitement de l'alcoolisme chronique est d'amener une abstinence durable, entière, d'alcool sous n'importe quelle forme. Toutes les tentatives pour ramener le buveur à une jouissance modérée de boissons spiritueuses échouent; l'expérience le montre, par le fait que c'est justement l'alcool qui anéantit l'empire sur soi-même, favorise l'exécution d'actions irréfléchies et conduit aux pires excès.

Dans un grand nombre de cas, les malades ressentent assez fortement leur faiblesse impuissante en face des boissons pour entrer d'eux-mêmes dans la seule voie de salut indiquée ici. Quand le mal est récent et qu'il existe à l'origine une grande force de volonté, la privation peut être exécutée pas le malade sans autre remède extérieur et l'abstinence durer de plus en plus facilement avec le temps. Très fréquemment pourtant les buveurs ont une volonté si faible, naturellement ou pas suite de l'alcoolisme, qu'ils ne peuvent résister de leurs propres forces aux séductions particulières de leurs conditions, de leurs fonctions, de leurs relations. Dans ce cas le transfert dans un «asile de buveurs», comme il en existe déjà aujourd'hui dans la plupart des pays, bien qu'en nombre tout à fait insuffisant, s'impose. Malheureusement l'exécution de cette mesure est souvent empêchée par l'indifférence et l'aveuglement de l'entourage. Les médecins surtout qui seraient appelés en première ligne à instruire et à éclairer sons ce rapport, ne sont rien moins qu'à la hauteur de leur tâche dans la question de l'alcoolisme. Aussi bien il arrive tous les jours, même dans les établissements pour malades des nerfs et de l'esprit, qu'on permette tout naïvement aux buveurs, après comme avant, la jouissance régulière de boissons spiritueuses. Je connais de ces exemples en quantité.

Enfin il y a aussi assez de buveurs à qui la notion de leur propre misère et la volonté de s'en délivrer manquent entièrement ou qui, pour d'autres raisons (chimères), opposent une violente résistance à toute tentative qui limite leur liberté.

Mais heureusement le Code Civil pour l'Empire d'Allemagne assure la possibilité non seulement d'interdire un ivrogne, mais même de le mettre dans un établissement approprié et d'amener sa guérison autant que faire se peut. D'après le § 6 (3ième alinéa) «peut être interdit quiconque par suite d'ivrognerie ne peut gérer ses affaires ou s'expose, lui ou sa famille, au danger de l'indigence, ou met en danger la sûreté d'autrui.»

Mais le § 6 du nouveau Code Civil qui permet l'interdiction de l'ivrogne n'est pas assez efficace pour celui-ci ni pour l'Etat. L'interdit trouvera encore des voics et moyens pour se procurer de l'alcool; en dépit de son interdiction, il restera ivrogne et peut être dangereux pour tous.

L'ivrogne interdit doit donc être mis en tutelle (§ 1896 du C. C.).[1]) Le tuteur ou la chambre des tutelles peuvent d'après le § 1838[2]) mettre un pupille pour son éducation dans un établissement d'éducation ou de correction et ont encore d'autre part, comme ils ont charge de sa personne au lieu des parents, le droit de déterminer l'établissement nécessaire pour le pupille (cf. aussi Planck, Commentaire du Code Civil I, page 59, rem. 6, par. 3). D'après le § 1897[3]) les prescriptions valables pour la tutelle sur un mineur s'appliquent à la tutelle sur un majeur. On peut donc accepter sans hésiter que le conseil judiciaire d'un ivrogne majeur peut le mettre, non pas dans un établissement d'éducation ou de correction, mais dans un institut appropié. Il semble tout aussi permis d'accepter qu'un tuteur donné

---

[1]) § 1896: Un majeur interdit reçoit un tuteur.

[2]) § 1828: Le tribunal tutélaire peut ordonner que le pupille soit mis en vue de son éducation dans une famille convenable ou dans un établissement d'éducation ou de correction. Si le père ou la mère ont la charge de la personne du pupille, cet ordre n'est admissible qu'en conformité du § 1666 (— si «le père abuse du droit de charge de la personne de l'enfant, néglige l'enfant ou se rend coupable d'une conduite infâme ou immorale.» —)

[3]) § 1897: Les prescriptions valables pour la tutelle sur un mineur s'appliquent à la tutelle sur un majeur, quand les §§ 1898 et 1908 n'exigent pas qu'il en soit autrement.

d'après le § 1910[1]) aux personnes qui s'y trouvent désignées, parmi lesquelles on peut compter le cas échéant toute personne dégradée par l'ivrognerie, a le droit de mettre son pupille à un endroit appropié. Néanmoins ces cas resteront rares, que la personne dont il s'agit doit donner son consentement pour la mise en tutelle et qu'une entente avec elle à ce sujet n'est généralement pas exclue. Dans la grande majorité des cas le placement par contrainte, dans un institut d'ivrognes n'est possible qu'après interdiction préalable de l'ivrogne.

Les paragraphes du Code Civil qui nous occupent, offrent en effet des données suffisantes pour permettre, non seulement de rendre l'ivrogne inoffensif, comme jusqu'à présent, mais encore de le conduire à la guérison en tant que l'autorité compétente voudra tenir compte de la façon la plus approfondis de toutes les circonstances et que les organes responsables pour l'ivrogne voudront s'occuper de lui d'une manière conforme aux lois et au devois. La privation de la liberté est la mesure la plus grave qui puisse être prise contre une

---

[1]) § 1910: Un majeur qui n'est pas en tutelle peut recevoir un tuteur pour sa personne et son bien quand, à la suite d'infirmités corporelles, surtout quand il est sourd, aveugle ou muet, il ne peut gérer ses affaires.

Si un majeur qui n'est pas en tutelle, par suite d'infirmités intellectuelles ou corporelles, ne peut gérer certaines de ses affaires ou une partie déterminée de ses affaires, en particulier ses affaires des biens, il peut recevoir un tuteur pour ces affaires. La tutelle ne peut être ordonnée qu'avec le consentement de la personne infirme, à moins qu'une entente avec elle soit impossible.

personne. Le législateur ne peut donc en donner l'autorisation aux organes compétents à cet effet que quand une enquête régulière a établi que la personne dont il s'agit, dans son intérêt, dans celui des siens, ou de la généralité, doit être privée de l'aptitude aux affaires. (D'après le docteur Flade.)

Qu'obtiendra-t-on maintenant de la mise dans un asile bruveurs? Le pasteur Hirsch, dans la 61ième assemblée générale de la Société de Prisons westphado-rhénane, le 3 octobre 1899, s'est exprimé de la façon suivante sur les succès de l'asile de Lintorf: «Dans l'institut Siloah, pour les classes instruites, on a reçu depuis le jour de l'ouverture 259 malades, dont 44 y séjournent encore. Des 245 libérés, je puis en considérer 61 comme guéris, tandis que 85 semblent douteux et 90 sont retombés; 4 sont morts et 5 entrés à la maison d'aliénés. Cela donne donc en tout 15$^0/_0$ de guéris. Mais la proportion est toute différente pour les guéris à demeure, si j'indique le temps de leur séjour dans l'établissement et si j'accepte avec les meilleures autorités qu'une cure de six mois et au-desous doit être considérée comme insuffisante: 9 restent moins d'un mois, 16 un, 31 deux, 23 trois, 21 quatre, 28 cinq et 20 six, par conséquent beaucoup plus de la moitié, en tout 148, ne restent que jusqu'à six mois. 97 seulement sont restés plus longtemps, et si je compare avec cela le nombre des guéris, il en ressort une proportion de plus de 60$^0/_0$.» A un autre endroit il dit: «En tout cas on voit par ces succès que le scepticisme opposé généralement à la guérison des buveurs est dénué de fondement, qu'il s'agit seulement pour eux de ne pas chercher trop tard remède et de ne pas séjourner trop peu de temps dans les établissements, pour avoir une garantie de leur guérison.» Signalons en outre sa remarque, qu'il ne considère comme parfaitement guéris que ceux qui peuvent de nouveau sans danger et sans conséquences graves boire un verre de vin ou de bière comme les autres personnes saines. Le surintendant général, docteur Baur (Coblence) dans le second synode général prussien, le 13 octobre 1885, s'est exprimé comme il suit sur la possibilité de guérir les buveurs par habitude, dans les maisons d'ivrognes: «Je tiens de mon devoir de témoigner pour l'asile de buveurs de Lintorf, en particulier pour la division où l'on guérit les hommes instruits, car malheureusement ce mal est très répandu, même dans les familles instruites. Je voudrais contribuer de plus en plus à la fondation de tels établissements. J'ai passé un soir à Lintorf et j'ai eu l'impression que là aussi, comme dans les autres établissements chrétiens, la puissance miséricordieuse exerce immédiatement son effet sur ceux qui ont franchi le seuil de l'établissement. Mais j'ai en outre des témoignages de familles en vue établissant que des leurs y ont trouvé la guérison. Le pasteur Hirsch, qui dirige l'établissement me présenta un jeune homme guéri qui avait pris part peu de temps auparavant à une noce sans prendre une goutte de boissons spiritueuses. De même tout récemment encore un homme qui avait fait de hautes études, m'a témoigné qu'il avait trouvé son salut à Lintorf et était demeuré, dans une excursion par une chaîne de montagnes du sud de l'Allemagne, sans tentation de se remettre par des boissons spiritueuses. Il y a un encouragement dans le fait, que tandis pue le vice de l'inrognerie dans une mesure particulière a pour critère: «le bien que je veux, je ne le fais pas, le mal que je ne veux pas, je le fais; la loi est intellectuelle, mais moi je suis vendu charnellement au péché; misérable que je suis, qui me sauvera du coup de cette mort?» — d'autre part l'établissement de Lintorf peut dire: «Là, où le péché est devenu puissant, là, grâce est devenue beaucoup plus puissante encore; je remercie Dieu par le Christ.»

Outre les asiles de buveurs chrétiens, les sociétés suisses de la Croix Bleue ont obtenu des succès favorables. Il est entré dans ces sociétés, jusqu'en 1884: 1251 buveurs, jusqu'en 1886: 1534 et jusqu'en 1889: 1974. Sans doute il se produit beaucoup de rechutes, mais la grande majorité se tient bien et beaucoup peuvent être considérés comme guéris définitivement. Ce résultat d'une activité encore jeune a fait sensation dans les instituts suisses. Le docteur Forel, directeur de la maison d'aliénés de Burghölzli, près Zürich, disait au deuxième Congrès international contre l'abus de l'alcool, en 1887, à Zürich, qu'il envoyait tous ses buveurs, quand ils sortaient de l'établissement, à la Croix Bleue, et que les résultats étaient en effet excellents. Et ce même médecin aliéniste montrait en 1888 dans l'assemblée ambulante des névrologues de l'Allemagne du sud, à Fribourg, que grâce au travail de sauvetage des sociétés d'abstinence le pronostic de l'ivrognerie, qui passait pour si mauvais, s'était sensiblement amélioré. A ce congrès on lut une lettre en français d'une femme sauvée par la Croix Bleue, pleine de joie et de reconnaissance et qui avait été 29 ans ivrogne. Celui qui la lut, fut David Louis, secrétaire général de la Croix Bleue à Paris, qui avait été livré quatre fois par la police en 1879 à la maison d'aliénés de Zürich pour ivrognerie et souffrait de dipsomanie périodique grave. Le directeur de l'établissement avait considéré son état comme désespéré. Cependant il fut guéri par la Croix Bleue; il s'est depuis tenu sobrement et c'est maintenant un adepte zêlé du principe de l'abstinence. (Procès verbal du congrès, pages 147 et 149). Je pense que des témoins aussi peu suspects feront taire les pessimistes indolents avec leur éternel: «cela ne sert à rien» et que la conviction que le sauvetage des buveurs n'est pas seulement nécessaire, mais encore possible, se généralisera davantage.

B. La morphinomanie.

En face de l'abus des boissons alcooliques, qui a un âge réspectable, l'histoire du morphinisme remonte à peine à plus de vingt ans, bien qu'il ait un certain rapport avec la vieille coutume asiatique de l'abus de l'opium. L'invention de la seringue de Pravaz et l'amélioration qu'elle réalisa dans le mode d'application eurent pour conséquence un essor extraordinaire dans l'emploi de la morphine, qui ne devint que trop tôt un remède sûr et agréable pour combattre les malaises de toute sorte. Le levier le plus efficace pour le développement et la propagation de la morphine, c'est que le médecin, ignorant les dangers menaçants, par considérations de commodité, donna la seringue au malade lui-même pour qu'il pût se procurer suivant le besoin et suivant ses propres évaluations l'euphorie ardemment désirée.

Mais on s'aperçut bientôt que dans ces conditions le remède, de bienfaiteur, devenait un ennemi terrible et presque insurmontable. La grande majorité des personnes qui prennent par habitudes de petites quantités d'alcool, peuvent y renoncer de cœur léger, plus ou moins longtemps, quand la nécessité s'en fait sentir. Au contraire, la puissance vraiment démoniaque de la morphine oblige inflexiblement quiconque s'est une fois habitué à son usage, à le continuer, car chaque tentative pour se débarrasser de l'esclavage du remède provoque aussitôt des symptômes désagréables au point de *briser la force de volonté humaine.*

D'après le professeur Kräpelin les autres conséquences sont les suivantes:

La mémoire devient incertaine; la productivité intellectuelle, surtout la puissance de travail créateur décroit et ne peut plus être maintenue à une certaine hauteur que sous l'influence immédiate de la morphine. De cette façon il résulte un changement constant entre les heures de bien-être relatif et celles de relâchement sourd ou d'inquiétude nerveuse, état qui rend naturellement tout à fait impossible une activité réglée, méthodique. L'humeur est de même soumise à beaucoup d'oscillations, tantôt déprimée, découragée, hypocondriaque, tantôt pleine de confiance et pétulante; il n'est pas rare qu'il survienne des crises d'angoisse violentes, passagères.

Mais le caractère des malades est affecté d'une façon toute particulière par irradiation sympathique. Ils ne perdent pas seulement entièrement la faculté de se délivrer d'eux-mêmes définitivement et énergiquement du remède funeste, mais ils fout encore, en désaccord avec eux-mêmes, la tentative de faire échouer la cure de privation, même s'ils y ont consenti librement. Il est à peine un morphineux qui aille dans un institut sans s'être pourvu secrètement d'une façon quelconque d'une quantité suffisante de ce remède; jamais il ne faut ajouter foi aveuglément aux affirmations même les plus sacrées d'un morphineux à ce sujet. Les médecins eux-mêmes sont tout à fait sujets à caution sous ce rapport. Un d'eux apporta un jour sa morphine sous le placage de bois d'une brosse à cheveux et obtint de force son renvoi immédiat par une scène d'une brutalité extrême quand on lui eut rendu impossible l'usage de sa brosse. Le sommeil subit généralement des troubles intenses. Quand ils s'endorment, les malades ont parfois des hallucinations, surtout de la vue; ils reposent beaucoup d'heures éveillés, occupés d'idées obsédantes, fantastiques; en revanche le jour suivant il survient tout d'un coup une fatigue irrésistible, qui les prend au milieu de la société, pendant l'entretien, en dépit de tout contre-effort.

Le traitement du morphinisme développé consiste à supprimer le remède sous la sourveillance d'un médecin. La déshabitude complète et durable de la morphine par ses propres forces ne se réalise jamais ou fort rarement seulement, l'expérience l'a montré. Pour cette raison la privation ne peut avoir lieu avec des chances de succès que si le malade passe quelque temps sans condition aux mains du médecin et dans des circonstances qui permettent avec certitude l'exclusion complète de la morphine. Sans doute, il n'est pas toujours facile, surtout en ce qui concerne l'incertitude morale du morphineux, d'avoir de ce côté une sûreté suffisante. L'expérience d'innombrables tromperies pleines de ruses de la part des malades, de leurs parents, de leurs amis, des autres malades, et du personnel surveillant, prêche instamment la nécessité de la défiance la plus infatigable. Un médecin malade décida un jour un garde, en lui donnant un habit et la promesse de le prendre à son service, à se charger secrètement d'une ordonnance de morphine.

Il faut donc considérer pour le moins comme une illusion personnelle dangereuse le fait que certains médecins croient, dans le traitement du morphinisme, pouvoir se passer de la garantie de la surveillance la plus exacte et d'une certaine contrainte extérieure. Je possède le rapport d'un médecin qui, en égard à la douceur de la cure de privation qu'il pratiquait, laissait ses malades agir librement, leur disant qu'ils étaient responsables eux-mêmes s'ils se procuraient de la morphine à son insu. La conséquence fut que les malades qu'il soignait, s'injectèrent encore plus qu'auparavant, bien qu'en cachette.

Souvent les symptômes les plus frappants de l'abstinence s'éloignent complètement au bout de peu de jours quand la privation est subite, un peu plus lentement quand elle est rapide et après quelques semaines ou plus de temps encore quand elle est graduelle. L'appétit s'améliore, le poids du corps augmente rapidement; le sommeil se produit au début à l'aide de soporifiques, de l'hydrothérapie, puis de lui-même, et il survient de plus en plus chez les malades la sensation de santé et de fraîcheur intellectuelle. Mais les dangers du morphinisme ne sont encore nullement surmontés. Pendant des mois encore, une année même, après la privation complète de morphine, le penchant pour le remède peut reparaître avec une force presque irrésistible à l'occasion d'une cause extérieure, d'un malaise corporel, de l'exécution d'une injection de morphine ou du retour dans l'ancien entourage. C'est surtout 6—8 mois après la reprise du travail qu'il survient d'ordinaire un état de nervosité extrêmement dangereux pour les morphinomanes guéris, rendant indispensable un repos et un délassement. Plus tard aussi il apparaît encore assez souvent de semblables avertissements, plus faibles, au repos.

Dans ces circonstances il faut conseiller sérieusement au morphineux renvoyé, d'observer exactement chaque oscillation de sa résistance nerveuse et psychique et de se placer au moins pendant un an après la fin de la cure, d'une manière quelconque, sous une certaine surveillance qui étouffe à sa racine chaque tendance aux rechutes, soit dans la famille, soit dans la société d'un ami sûr, initié. Il faut recommander au médecin en voie de guérison de ne plus jamais exécuter une injection lui-même, parce que c'est là que le danger d'une rechute est d'ordinaire les plus menaçant. Forel recommande en outre, à bon droit, ce me semble, à tous les morphineux d'exécuter en même temps la privation complète de boissons spiritueuses. Souvent la légèreté de l'ivresse ou le découragement du mal aux cheveux renversent la domination de soi-même, conservée avec peine, et conduisent à la rechute. Enfin, j'ai obtenu dans plusieurs cas que les guéris se décident à se soumettre pendant quelques années une à deux fois par an à une surveillance rigoureuse de deux à trois jours dans un établissement fermé. De cette façon on donne au malade une certaine base morale; les siens sont tranquillisés et une rechute, si c'est le cas, ne peut rester trop longtemps cachée.

C. Excès de tabac.

On doit rester en tout temps maître de son habitude de fumer.

19ième exercice de volonté.

Vous vous déshabituez pour toujours de fumer le matin et pendant le travail. Vous vous défendez de fumer du tout pendant quinze jours et vous observez une abstinence de 2 jours tous les quinze jours.

Les effets nuisibles de l'abus du tabac, de la nicotine, se manifestent dans un pouls un peu accéléré et dans un catarrhe du pharynx qui ne manque jamais et se distingue par la sécheresse de la muqueuse. Plus grave est le fait que le cœur peut subir une dégénération graisseuse; il survient alors des palpitations cardiaques et un manque de respiration. A un degré plus avancé l'oreille moyenne et la trompe d'Eustache sont également atteintes.

La digestion est aussi influencée défavorablement. L'envie de manger, surtout l'appétit des douceurs, diminue; il survient des douleurs stomacales, manque d'appétit complet, sensation de plénitude et constipation alternant avec la diarrhée.

Une conséquence fréquente de l'empoisonnement chronique par le tabac est un trouble visuel arrivant si graduellement que les malades ne peuvent pas généralement en indiquer le début. Au commencement ou lit encore des caractères moyens, plus tard la lecture des caractères ordinaires devient impossible. Il est surtout caractéristique que les malades disent voir beaucoup mieux le soir que le jour et même voir aussi bien le soir qu'autrefois et n'être aveuglés que le jour par un brouillard gênant. Certains aussi ne reconnaissent plus la couleur rouge aussi bien qu'autrefois, surtout sur les petits objets; ils trouvent que leurs joues leur semblent jaune cire.

L'examen de l'oculiste montre qu'il y a un défaut en forme d'île dans le champ visuel. Un aveuglement complet n'est pas à craindre dans l'empoisonnement par la nicotine, pourtant la vue directe peut se perdre et partant la faculté de faire des travaux délicats.

Très souvent en trouve chez les forts fumeurs une nervosité intense, insomnie, vertige et même des accès de faiblesse, troubles de l'ouïe; de même l'affaiblissement de la mémoire et jusqu'à des troubles intellectuels peuvent être la conséquence de l'empoisonnement chronique par le tabac.

Le tabac chiqué agit encore avec plus d'intensité que le tabac fumé, tandis que le tabac à priser ne nuit nullement d'ordinaire à la santé.

Le seul remède contre l'empoisonnement chronique par la nicotine est, on le sait, le renoncement total au tabac. Mais chacun sait aussi combien il est difficile de supprimer une habitude devenue chère et indispensable et que la volonté de beaucoup reste tout simplement paralysée. Les efforts et les invitations des médecins restent souvent vaines. Il faut quelque chose de plus, quelque chose qui paralyse les penchants des malades, qui rende le cerveau et les nerfs des malades dociles et obéissants. Ce remède pour dominer la volonté du malade et son libre jugement, c'est uniquement le traitement hypnotique. Lui seul peut rendre la volonté inflexible: dans l'état hypnotique, le cerveau reçoit une pensée obsédante, la conserve à l'état de veille et la transforme en activité.

Les excellents services que l'hypnose rendrait à ceux qui se déshabitueraient de fumer, étaient clairs dès le début pour qui s'était occupé d'une manière approfondie des phénomènes de l'hypnotisme. Et l'expérience pratique a aussi justifié d'une façon éclatante cette considération théorique. Les hypnotiseurs spécialistes ont déjà obtenu de très beaux succès sous ce rapport. Je renvoie encore ici à ma brochure déjà citée «La guérison de l'ivrognerie», etc.

D. L'abus chronique d'autres narcotiques.

Chaque année amène des narcotiques nouveaux (ou remis à la mode) et les éloges ne leur manquent pas. Mais ces remèdes sont des poisons. Beaucoup manifestent leur caractère immédiatement; beaucoup d'autres sont inoffersifs en apparence, mais n'en ont pas moins leur perfidie. Aussi la prudence est-elle de commande. Autant que je puis suivre la médecine, dit fort justement le docteur Koch, voici quel a été régulièrement le sort des remèdes nouveaux: Le remède nouveau avait tous les différents avantages des anciens remèdes correspondants, réunis, et encore quelques-uns de plus; il agissait dans tous les cas et n'avait pas un seul effet secondaire nuisible. On avait enfin trouvé ce qui répondait à tous les désirs, mais à tous. Et le médecin qui ne s'associait pas à ces hymnes de louange et ne voulait pas se servir du nouveau remède, n'était pas à la hauteur des connaissances de son temps; c'était un ignorant entêté, sinon un mauvais homme et un assasin déguisé. Après quelque temps surgissait la première voix, timide, qui disait que le nouveau remède était sans doute une acquisition précieuse et durable pour notre trésor de médicaments, mais qu'il n'en laissait pas moins une fois perplexe, et même qu'il survenait une fois exceptionnellement une légère action secondaire nuisible quand on l'employait. Alors le charme était rompu. Il ne fallait plus longtemps pour que le nouveau remède devint un poison infernal et que qui l'employait méritât d'être livré à la justice. On jetait l'or avec les crasses, si bien qu'il ne restait même plus le bon que le médicament avait eu réellement.

Aujourd'hui, ce cours typique de la chose s'est quelque peu modifié, car on ne «découvre» plus comme il faut les nombreux remèdes nouveaux, et il suffit entièrement à notre époque de plus en plus irréfléchie, qui ne vit qu'avec le moment, de savoir toujours quel est le dernier remède surgi et à la mode, et comment on le dose.

Le recours vraiment irréfléchi des médecins aux narcotiques est d'autant plus incompréhensible que l'on reconnaît de plus en plus que tous les nouveaux médicaments agissent en bonne partie, sinon tout à fait, par suggestion. Déjà en 1888 le professeur Rosenbach demandait que les narcotiques dussent être soumis à un examen approfondi sous ce rapport: il fallait exclure en particulier autant que possible la source d'erreurs qui naît des influences des certaines représentations du sujet. Mais c'est la condamnation à mort de nombreux narcotiques. S'ils n'agissent que par suggestion, il est criminel de ruiner le corps par leur éléments chimiques.

Quoi qu'il en soit, l'hypnose peut toujours écarter l'insomnie et il n'existe plus aucune raison de se rendre coupable d'empoisonnements chroniques par des narcotiques.

Mais le traitement hypnotique n'a pas seulement aujourd'hui une valeur inestimable comme mesure préventive contre l'empoisonnement par les narcotiques (dont la responsabilité doit être attribuée à l'ignorance de nos médecin), il permet encore de délivrer des empoisonnements déjà consommés, d'une façon vraiment distinguée.

Ces empoisonnements chroniques par les narcotiques

sont au nombre de plusieurs, et leur fréquence varie avec l'opinion à la mode qui règne chez les médecins.

Aussi les préparations de brome s'emploient beaucoup trop souvent et trop longtemps sans qu'on se rende compte de leurs effets secondaires. A grande doses seulement chez certaines personnes, à des petites doses déjà chez beaucoup d'autres, elles finissent après quelque temps par affaiblir l'organisme entier, amènent une diminution de la mémoire, le vertige, l'impuissance et l'épuisement nerveux.

Le *chloral* si employé amène après un usage prolongé une insensibilité croissante pour le remède, insensibilité qui occasionne ainsi la présentation de doses de plus en plus fortes. Comme contre-coup, on observe ensuite des éruptions de la peau, des troubles chroniques de digestion, des paralysies et le plus souvent le «rash», une rougeur et une chaleur volantes, avec pulsations fortes, surtout à la tête et au cœur, survenant après l'absorption d'alcool ou de liquides très chauds. Souvent aussi les états de faiblesse de mémoire et d'engourdissement, sourde, font défaut.

L'habitude du *sulfonal* amène la faiblesse musculaire, surtout dans les jambes, des nausées, des vomissements, des diarrhées; dans le cas graves il peut même survenir un empoisonnement chronique, dangereux, du sang, reconnaissable à la coloration rouge de l'urine.

Le *paraldéhyde*, pris quelque temps, influence l'appétit et peut avoir pour conséquence des tremblements, la décroissance des forces et une diminution de la mémoire, ainsi que de la productivité intellectuelle.

De même tous les autres narcotiques, dont il existe maintenant tout une série, ne sont pas sans danger, comme le *trional*, *l'uréthane*, *l'hypnone*, pour ne citer que ces noms.

La déshabitude des narcotiques se heurte souvent à de grandes difficultés, et comme la cause ici n'est autre que l'insomnie opiniâtre, on comprendra sans plus que l'hypnose est appelée en première ligne à faire exécuter avec succès la privation de ces remèdes. Aussi bien la suggestion rend à la volonté la fermeté et la décision, si souvent perdue, et qui sont absolument nécessaires à une cure de privation.

IV.

La lutte contre les habitudes nuisibles pour la volonté.

------

1. L'onanisme (masturbation)

a, pour le développement de l'énergie et de l'activité, *une influence considérable, souvent décisive.* En effet, si le grand public s'exagère démesurément le danger de la masturbation pour la santé et la vie (v. l'ouvrage populaire du docteur Schuster, «Mauvaises habitudes sexuelles»), il est pourtant indéniable que ce vice peut nuire gravement à la force des nerfs et de la volonté, au caractère et à la productivité de l'esprit.

L'onanisme excessif et pratiqué des années, et surtout s'il a été commencé dès la première jeunesse, fait dans la majorité des cas un tort sérieux, durable même, à la santé du corps et surtout de l'esprit.

L'onaniste se reconnaît généralement bien vite. Des yeux enfoncés, cadavériques, des mains froides, humides, lui donnent une empreinte visible. A cela peuvent s'ajouter bientôt des affections du cœur, un épuisement général et des maladies des poumons. Mais c'est surtout le système nerveux qui en souffre. L'excitation fréquente et forte des nerfs accroît leur irritabilité générale et diminue leur résistance. La passion s'enracine comme un instinct; le sentiment prédominant et si fondé chez les onanistes, qu'ils commettent une vilenie, la lutte constante entre l'instinct trop puissant et le devoir moral, ont également une action fatigante et qui épuise. De même l'émotion lascive de l'imagination, et tout autant la peur des conséquences terribles que les méchants livres connus peignent des couleurs les plus noires.

Toute la vie psychique souffre de l'onanisme, et cela se manifeste dans l'abattement, le défaut d'énergie, le découragement, l'anxiété, la facilité, à s'effrayer, l'indifférence, la peur des hommes, l'embarras, le brisement de cœur, l'orgueil, la suffisance, l'irritabilité, l'opiniâtreté, des pensées mélancoliques, l'engourdissement de la tête. Les onanistes présentent des variétés frappantes de caractère, froideur, aversion, pour tout ce qui ne sert pas au vice, manières mystérieuses, cachées, irritabilité, penchant aux accès de colère et de rage, faiblesse de mémoire et de jugement. Ils s'enfoncent dans la solitude, dédaignent les joies et les jeux innocents de la jeunesse, ont une aversion pour toute occupation sérieuse difficile, restent en arrière à l'école et sont difficiles à faire sortir du lit. Un aveu s'obtient rarement, car les onanistes rougissent de leur péché, ont une crainte exagérée et manifestent un penchant pour le mensonge.

Très important encore pour la vie est le fait que les onanistes sont fréquemment embarrassés. Leur embarras les rend incertains, parfois même farouches dans le commerce avec autrui. A cela s'ajoute leur disposition aux palpitations fortes survenant par accès, aux rougeurs, au tremblement, aux frayeurs convulsives sans cause apparente.

La mémoire s'en ressent souvent beaucoup. Malheureusement ce sont surtout les choses apprises en dernier lieu qui se fixent le plus mal. On trouve encore, comme le remarque le docteur Koch, un frappement du front surprenant.

Circonstance très aggravante pour l'onaniste, il s'y ajoute la décroissance de sa productivité intellectuelle, son impuissance à saisir et à travailler dans son esprit les impressions extérieures, sa faiblesse de mémoire, son indifférence. En réalité, il ne peut plus rien saisir, il est incapable de suivre les déductions un peu difficiles, comme de concentrer son attention. Il est distrait, laisse ses pensées errer partout, rêve et médite sans intérêt profond, sans but reconnaissable, relit d'innombrables fois la même chose sans la comprendre; bref, son défaut énorme de jugement et le décousu de sa pensée entière doivent frapper son entourage, quel qu'il soit.

La lutte contre les habitudes de l'onanisme exige une volonté ferme; néanmoins de nombreuses personnes réussissent d'elles mêmes; et toutes, sans exception, à l'aide du traitement suggestif. On écarte aussi de même toutes les suites de cette habitude.

20ième exercice de volonté.

Vous éloignez de votre horizon les écrits démesurément exagérés et nullement scientifiques, du calibre de la préservation personnelle de Retau.

En revanche nous recommandons encore une fois les «Mauvaises habitudes sexuelles» du docteur Schuster.

21ième exercice de volonté.

Vous évitez absolument la nourriture et vous ne vous abandonnez pas à des rêveries. Vous évitez tout ce qui excite, comme les lectures graveleuses, les mauvaises fréquentations, les pièces de théâtre piquantes. **Vous vous faites un emploi du temps pour chaque jour et vous emplissez tout le temps avec toutes sortes d'occupations.**

A celui qui possède une instruction mathématique on ne saurait trop recommander de faire des mathématiques, car l'expérience a montré qu'elle réduisent sensiblement l'instinct sexuel.

22ième exercice de volonté.

Vous faites tous les jours au moins une demi-heure de gymnastique en chambre à la Schreber (page 68), vous faites de la gymnastique aux appareils, vous marchez et vous nagez le plus possible.

23ième exercice de volonté.

Votre nourriture doit être fortifiante, mais pas excitante. Vous prenez vos soupers trois heures avant le coucher. La plus grande tempérance dans l'alcool: de préférence seulement une demi-bouteille de vin rouge par jour. La bière est absolument interdite deux heures avant le coucher.

24ième exercice de volonté.

Vous dormez 7—8 heures. Pas de lit de plumes. Un matelas de crins de cheval et une couverture piquée, ou de laine, sont ce qu'il y a de mieux. Vous ne vous couchez pas sur le dos, mais sur le côté. Avant le coucher, friction

froide du corps entier ou douche froide sur les parties sexuelles. Au réveil, sortir immédiatement du lit. Pas de rêveries paresseuses au lit.

L'onaniste qui se mettra avec la volonté la plus ferme à son amélioration morale et se soumettra aux cures décrites ici, pourra peut-être avoir une rechute et succomber à une tentative. Si regrettable que cela soit, jamais il ne devra douter de lui-même et croire que toute l'énergie qu'il a dépensée jusqu'alors pour combattre le mal a été inutile. En soi un acte d'onanisme n'est pas un grand mal et c'est déjà un progrès satisfaisant quand les débauches deviennent de plus en plus rares. On peut espérer alors que le vice disparaîtra tout à fait.

Souvent les onanistes qui ne peuvent se rendre maître de leur vice prennent dans leur désespoir la résolution de se faire châtrer. C'est en particulier le cas chez les prêtres catholiques et les séminaristes. Le docteur Stöhr, orthodoxe rigide, professeur à l'université de Würtzbourg, raconte qu'il ne se passe pas une année sans que des jeunes gens ou des hommes adonnés à l'onanisme ne viennent lui demander de procéder à leur castration. Cette opération a encore été exécutée dans notre siècle pour les motifs indiqués. Mais elle est aussi peu justifiée au point de vue moral qu'elle est condamnable au point de vue de la science; elle indique toujours un manque de volonté ferme et une pusillanimité maladive, désespérée même, chez le malade qui l'exige du médecin.

Les moyens mécaniques tant recommandés contre les pollutions fréquentes (l'empêcheur vanté avec grande réclame, et les autres calibres semblables), à l'exception de ceux inventés pour empêcher de se coucher sur le dos, ces moyens ne font certainement que du mal, et ces derniers à leur tour ne servent que dans les cas légers. La mesure préventive la plus sûre contre les pollutions aussi bien que contre l'onanisme, mais qui ne doit jamais être appliquée que par un médecin, à cause du danger d'hémorrhagie, consiste en petites incisions dans le frein du prépuce ou dans ce dernier même. Cela rend toute érection douloureuse, en sorte que la masturbation disparaît, et que le malade, menacé d'une pollution, s'éveille aussitôt.

Mantegazza et d'autres médecins recommandent encore le percement du prépuce et le placement d'un anneau à travers celui-ci, auprès du frein du prépuce. Dès que le canal de la blessure est cicatrisé, l'anneau reste à demeure. Chaque irritation de l'onanisme causerait des douleurs.

Dans le cas où toutes les mesures indiquées ne serviraient à rien, on ne saurait trop recommander le traitement hypnotique, même aux adultes. Récemment on a obtenu dans ce domaine des succès nombreux et extrêmement remarquables. On a peine à croire quel changement profond et durable des sens et quelle influence sur la vie instinctive tout entière on obtient grâce aux ordres données dans le sommeil hypnotique et grâce aux pensées et aux sensations suggérées.

L'efficacité du traitement hypnotique de l'onanisme est si notoire qu'il s'est élevé déjà dans le monde scientifique un débat sur la priorité de son application. Je reproduis à titre d'illustration deux cas rapportés, l'un par Bernheim, le second par Schrenck-Notzing.

»Une nature portée à la mélancolie et à la rêverie, un tempérament nerveux, une sensibilité assez excitable, un sérieux qui ne se rencontre pas fréquemment chez les enfants, entre-coupé de loin en loin d'accès de gaîté et d'éclats de rire presque exagérés, mais trop peu fréquents, tel était le terrain propre à la nérvopathie, dont le docteur Bernheim, auquel j'en conserve toujours une reconnaissance inaltérable et profonde, a pu me guérir radicalement.

Ecolier irréprochable, nature franchement honnête ignorant encore à près de 15 ans ce qu'est le mal, j'eus le malheur d'être corrompu par un mauvais camarade, et dès lors passionné, nerveux, je une livrai avec ardeux à cette déplorable habitude, l'onanisme. Jusqu'à près de 19 ans et demi je cédai à ce plaisir et je le dis hautement, c'était bien loin d'être chez moi dès ma 15ième année une habitude d'enfant à nature corrompue, mais le fruit d'une imagination exaltée, hantée par des visions lascives et aussi par le besoin réel, car j'étais grand et fort pour mon âge.

Pendant ces quatre années j'essayai souvent de renoncer à cette habitude. Une révolte morale me faisait cesser un mois, une fois même, à l'âge de 18 ans, pendant quatre mois et demi; mais finalement l'habitude et le plaisir l'emportaient. Plusieurs fois, dans mon intérêt, j'avais envie de voir des femmes, mais j'espérais dans mon honnêteté de jeune adolescent que je pourrais m'en passer et cependant me déshabituer de l'onanisme. Jamais je n'y arrivai et par moralité je ne puis me décider à voir de femmes. Il est vrai que j'étais bien jeune pour cela.

Quelques mois après que j'eus contracté cette déplorable habitude, c'est-a-dire à 15 ans et quelques mois, je devins amoureux d'une jeune fille du même âge que moi, passion toute d'imagination, et cet absurdeplatonisme (je dis cela aujourd'hui) entretenait à mon insu mes habitudes vicieuses par le fait même qu'elle m'éloignait de la nature et m'empêchait de désirer d'autres personnes. Ma passion était malheureuse et malement partagée. Voilà la cause première, bien plutôt que l'onanisme, de ma névropathie. Cette passion non partagée et à une âge pas trop tendre développait chez moi une mélancolie et une tristesse excessives, qui ne firent que s'accroître de jour en jour. Mes baccalauréats, j'eus la chance de lès enlever sans échecs, mais j'étais moins brillant qu'autrefois. De plus mon développement s'était ralenti. Cependant je n'eus jamais le visage qu'ont certains masturbateurs, visage alangui, vicié. Le succès demes examens me remit en état de santé meilleur; mais un ou deux mois après je fus pris de battements de cœur très violents, peut-être dûs à la pipe que je m'étais mis à fumer, mais qui avait aussi pour cause assurément l'onanisme et l'état nerveux. Alors cet état, cette névropathie cérébrocardiaque fut à son comble et dura de janvier à juin, de 19 ans à 19 ans et demi.

L'onanisme n'était plus du tout causé par le besoin, mais par une idée étrange, enracinée dans mon cerveau, par un désir charnel non accompagné de besoin réel, si bien que pas une fois l'acte ne fut naturel, mais toujours provoqué. Caractère général: dégoût absolu, complet, de la vie, de tout. Tout me semble inutile, insipide, fastidieux. J'étais quelquefois en proie à des dégoûts tels, que le courage seul me manquait pour en finir avec la vie, dont je n'apercevais pas l'utilité, et tant je ne comprenais même plus la possibilité d'un but. Des idées philosophiques étranges, bizarres, baroques, non puisées dans des livres, mais toutes personnelles et incapables d'être fixées par des mots, tant elles étaient quelquefois obscures, je dirai profondes, hantaient mon cerveau. Je n'admettais pas que la vie eut un but, et ce but final qui m'échappait, comme il échappait à tous du reste, me plongeait dans cette mélancolie qui me faisait désirer de n'avoir jamais existé. Des idées philosophiques sur tout, sur le monde extérieur qui n'existe pas, sur la connaissance des choses en soi, me tracassaient particulièrement. J'avais trouvé un auteur, Pierre Loti, qui était absolument dans mes idées sur beaucoup de points et je buvais à longs traits, charmé de retrouver dans ses ouvrages des pensées que j'avais eues antérieurement, avant sa lecture, des sensations identiques, des vues semblables sur le monde et sur la vie. Pour moi tout avait une grande mélancolie, les paysages, la clarté du soleil, l'étendue, l'espace, le temps, mais des mélancolies maladives, nerveuses à outrance. Presque toutes les sensations, les sons, me produisaient des effets semblables. Les souvenirs, les idées qui me hantaient sur ma passion avaient des formes enfiévrées, malsaines toxiques même.

Il va sans dire que je n'avais plus aucun goût pour les études, car je ne vivais plus que cette vie absurde, vie contemplative, idéale, toujours flottant entre ciel et terre. Un de mes amis me disait: «Tu es ou une bête ou un esprit, mais tu n'es plus un homme». Il n'y avait plus pour moi qu'une chose qui valait la peine de vivre, ma passion, et j'en jouissais d'une manière fiévreuse, maladive, incomplète, car même en elle je souffrais, ayant conscience de mon amoindrissement physique, de mon glissement vers l'impuissance, sans avoir la volonté ou le pouvoir de m'écarter de l'abîme où je m'enfonçais. Oh! cette conscience de mon anéantissement physique était peut-être ce qui était le plus terrible. Voilà pour le moral.

Le physique évidemment se ressentait du moral et de l'onanisme surtout qui me minait sourdement. Je me portais mal, j'avais du dégoût pour tous les aliments, une perversion de l'appétit marquée, désirant des mets non présents, abhorrant les mets présents, avec la conscience d'avoir faim, d'avoir besoin d'une alimentation reconstituante pour réparer les pertes. Grand désir aussi de dormir, de reposer, de me restaurer, convoitant le coin du feu en hiver et le repos réparateur du lit, qui ne venait pas! Loin de là! J'ai passé six mois sans une bonne nuit, ayant toujours trop chaud, ne faisant du soir au matin que me retourner, aucune position ne me satisfaisait et puis le matin, pour comble, l'onanisme souvent. Aussi j'étais fatigué et ne reposais pas. Des sensations nerveuses de froid aux jambes et de froid glacial sans causes apparentes ne pouvant me réchauffer et me pelotonnant sans y remédier. Pendant huit à quinze jours des sensations de malaise dans le dos et les poumons en respirant.

des points, des maux de tête violents et fréquents. Puis une fois cela passé, des douleurs insupportables aux omoplates, intérieures, mais presque superficielles, pendant une nuit. Une sensation nerveuse et pénible œsophagienne, en respirant, qui dura deux jours. Puis quelque chose comme une cystite, douleurs lancinantes et agaçantes à la vessie, avec envie très fréquente d'uriner. Cette cystite m'a duré plusieurs mois, me reprenant deux ou trois fois plus fort, puis s'atténuant, mais ne disparaissant jamais totalement. A cinq on six reprises j'ai rendu avec les urines du sang et des caillots sanguins une ou deux fois de suite. Puis cela s'arrêta et un mois après environ nouvelle émission de sang. Aujourd'hui cela a disparu complètement.

La partie psychique de ma névropathie surtout était accompagnée de sensations nerveuses inqualifiables, indéfinissables, non douloureuses, mais ennuyeuses et troublantes. Ces sensations nerveuses n'étaient pas douloureuses du tout, non localisées, mais vagues, et ne pouvant se comprendre quand elles n'ont pas été ressenties. Elles étaient accompagnées d'une inquiétude mortelle indescriptible, d'une agitation extrême de l'âme, d'une peur, d'un pressentiment de quelque chose de fatal, non précis. Quant aux palpitations, elles ont diminué de plus en plus, mais lentement, avec rechutes quelques fois et sont à peu près maintenant tout à fait passées.

J'ai décrit toute ma maladie jusqu'à la fin, mais j'ai omis quelque chose d'important dans la question du moral. Quelque temps après que la névropathie fut déclarée, la jeune fille en question se mit à m'aimer, peut-être la pitié ou la bonté plutôt l'avaient poussée. L'âge aussi lui avait donné ce sentiment. Je l'aimai encore plus. J'eus des entretiens avec elle et cela dura six mois. J'ai été heureux plus que jamais, cela se comprend. Mais une pensée vague que ce sentiment était une très grande amitié du cœurs et pas de l'amour peut-être me venait à l'esprit. Effectivement. Je le sus plus tard. Et ce sentiment qui avait dans son esprit le but de me remettre la santé et de me ramener dans la bonne voie, ne réussit pas à ses fins. Peut-être une fois que j'allai mieux, me nuisit-elle plus qu'elle ne me soulagea. Et puis je m'entêtais à lui faire promettre quelque chose pour l'avenir, pour plus tard. Et elle, sérieuse, ne pouvait me promettre.

On me conseille pour me guérir, d'aller consulter à Nancy le docteur Bernheim, pour me soumettre à un traitement par l'hypnotisme. Cela me révoltait un peu de penser que ma volonté ne suffisait plus et que j'avais besoin de celle d'un autre. J'hésitai très longtemps, certes, à mon grand regret, et quand je me décidai, à la demande de mes parents, il était temps, je n'en pouvais plus. Le docteur Bernheim n'a pu pousser les suggestions jusqu'au sommeil profond.» (Ce malade arrivait au troisième degré de Liébéault: catalepsie, automatisme rotatoire, contracture, souvenir conservé au réveil). «Mais avec sa patience et sa ténacité, en me faisant la suggestion dans un état d'assoupissement deux ou trois fois par semaine en moyenne, pendant un mois à six semaines, il a pu me rendre la santé, la gaîté, et faire d'un homme perdu un homme sain, bien équilibré, et qui revient de jour en jour à ce qu'il était jadis. Au bout d'une semaine le mieux était déjà sensible; le mal physique passé, le mal moral était plus dur à la détente. Petit à petit, après une ou deux petites rechutes, ou plutôt un peu de laisser-aller, le mieux s'est accentué; les palpitations ont cessé, le sommeil est revenu, réparateur, tranquille, régulier. Le goût du travail est aussi revenu, le moral est guéri, plus de tristesse, plus de mélancolie. Et un point qui montre surtout cette guérison du moral, c'est que j'ai aujourd'hui depuis quelques semaines la volonté effective de ne pas favoriser ce platonisme, et par l'absence, d'oublier ces sentiments faux, nuisibles aux études.

Il ne tiendrait qu'à moi de retomber. Mais je veux oublier et cela ne sera bientôt plus qu'un souvenir. Je ne parle pas de l'onanisme qui s'est enfui avec la première suggestion.

Plus d'idées folles! J'ai compris la vie, son côté pratique; il faut devenir un homme avant d'en vouloir jouer le rôle. Je laisse de côté ce qui n'est pas humain pour ce qui l'est. J'ai toujours compris sans vouloir me l'avouer, mais maintenant je me l'avoue hautement, que ce n'est qu'une fois débarrassé de toutes ces idées, qui me gênaient, que je pourrai arriver à quelque chose.

J'estime à sa juste valeur le résultat obtenu par mon sauveur; je prise hautement ce qu'il a fait pour moi, me sauver de ma perte. Et je le répète, je ne pourrai jamais l'oublier. Puisse-je lui prouver me reconnaissance par les résultats de mes études futures!»

Cette observation a été écrite par un jeune étudiant en droit que ses parents, désolés, m'ont amené d'une ville voisine avec prière d'essayer sur lui la puissance de la suggestion. C'était une nature honnête que j'ai pu ramener dans la bonne voie. J'arrivai facilement à le mettre en hypnose; bien qu'il se figurât, comme beaucoup, n'avoir pas été endormi, il était fortement influencé; la catalepsie, les mouvements automatiques étaient très nets; il y avait même des moments où le souvenir était éteint au réveil, sans qu'il s'en rendît compte. Je lui suggérai de ne plus se complaire dans cette vie contemplative, sterile et dangereuse, d'appliquer son esprit à des études pratiques et utiles à sa carrière, de ne plus songer à ses idées amoureuses factices qui n'étaient au fond qu'une obsession, de n'avoir plus la moindre idée d'onanisme, de redevenir ce qu'il était autrefois, un étudiant laborieux, ne perdant plus son temps et ses facultés dans des rêveries absurdes et extatiques, mais remplissant sa tâche utile et marchant vers le but pratique de la vie, etc. Ces impressions nouvelles suggérées prirent peu à peu racine dans son cerveau et *une transformation complète est accomplie dans son être physique et moral, à la grande satisfaction de ses parents.*

Docteur Bernheim.

N., 28 ans; père alcoolique. Oncle et frère contrair-sexuel. Sœur hystérique. Disposition névropathique par tare héréditaire. Le malade prétend avoir eu des crachements de sang cinq fois depuis sa vingtième année. A vécu jusqu'il y a trois ans à l'étranger, à un endroit où il y avait peu d'occasion de commerce hétérosexuel, vu le petit nombre et les affections graves du sexe féminin. Il se remit de son affection pulmonaire et s'adonna à 20 ans à l'onanisme, comme il dit, faute de mieux, par abstinence forcée. Depuis ce temps, c'est-à-dire huit années durant, et aujourd'hui encore, le malade pratique l'onanisme plusieurs fois par semaine. D'après son témoignage, outre l'anomalie psycho-sexuelle, les émotions intenses d'un amour non payé de retour avaient beaucoup contribué à développer l'état d'épuissement nerveux. Le malade n'a conscience de son état maladif que depuis un an environ.

Dépression intellectuelle avec pleurs spasmodiques mélancoliques, faiblesse corporelle, dégoût de tout travail; surtout défaut d'énergie, incapacité d'achever ce qui est commencé, sans joie de vivre, idées de suicide, peur des hommes, humeur capricieuse, penchant à l'hypocondrie. Irritation spinale consécutive aux excès de la masturbation, et maux de tête. Crainte insurmentable pour les rapports hétérosexuels, le dernier coït a été pratiqué il y a neuf ans, sans trouble fonctionnel, bien qu'avec embarras.

Le malade est de constitution délicate, bien nourri, de taille moyenne. La poitrine est bien développée. Fosse supraclaviculaire droite légèrement enfoncée. La percussion et l'auscultation ne permettent pas de conclure à une affection pulmonaire encore existante. Bruits du cœur purs, limites du cœur normales. Parties génitales de grandeur moyenne, phimosis. Le refoulement du prépuce dernière le gland n'est pas possible sans douleur et forme un obstacle à l'exécution des fonctions sexuelles.

Appétit, digestion et sommeil bons. Seulement le lever de bonne heure le matin coûte un effort particulier. Réveil fréquent avec érections, qui conduisent à l'onanisme. La dernière semaine deux masturbations.

Le malade a une grande confiance dans le traitement hypnotique et désire obtenir par une éducation suggestive le rétablissement de sa force de travail entièrement perdue, ainsi que de ses fonctions sexuelles.

A partir du 3 novembre 1890, il est traité tous les jours et mis dans le deuxième état, hypotaxis et catalepsie suggestive.

Hypnose de plus en plus profonde. Le malade reste généralement couché une demi-heure dans l'état hypnotique, qui se transforme parfois en sommeil.

J'enlève par la suggestion les symptômes qui existent chaque fois, les accès d'onanisme. Action sur l'humeur du malade et son amour du travail, renouvelée à chaque séance.

Le 14 novembre j'opère la phimosis. La blessure est cicatrisée à la fin du mois.

Malgré l'enlèvement de l'obstacle, il reste encore une certaine crainte du coït. Pourtant un traitement suggestif graduel détermine le malade à plusieurs essais couronnés de succès (dans la première moitié de décembre). En outre, du jour où le traitement a commencé, le malade a adopté des occupations intellectuelles réglées avec division rigoureuse en heures. Le plaisir du travail, qui faisait défaut au début, arrive peu à peu à la suite des suggestions appropriées. Le accès d'onanisme sont combattus avec succès au début, puis deviennent plus rares. Les pensées sombres disparaissent.

Le 18 décembre le malade part en voyage et le résultat le plus important des 38 séances hypnotiques est une transformation intérieure, essentielle, du malade. Il n'a plus jamais pratiqué l'onanisme et commence déjà à trouver du plaisir dans les rapports hétérosexuels. Il s'est adonné à une activité professionnelle réglée, sans réaction désavantageuse pour son système nerveux. L'humeur sombre a disparu et il n'est plus survenu de troubles corporels. Un rhumatisme de l'épaule droite, le 15 décembre, a cédé entièrement au traitement suggestif, en deux séances. N. se croit aussi devenu plus résistant, cas il est en état de supporter tranquillement un malheur qui le peine beaucoup et qui autrefois, dit-il, aurait été pour lui la source des plus violentes émotions.

Satisfait de l'amélioration évidente de son état général, le malade retourne dans sa patrie le 18 décembre.

A son retour, le 27 janvier, sur le désir de N., le traitement continue, pour transformer l'amélioration en guérison définitive.

Si l'acte sexuel réussit, le malade manque pourtant encore de tout désir et la satisfaction, en dépit d'une érection complète et d'une éjaculation en temps voulu, n'est pas la même que dans les manipulations de l'onanisme, observation que des médecins expérimentés veulent aussi avoir faite sur le sexe féminin.

Jusqu'au 9 mars le malade se soumet encore en tout à 32 séances hypnotiques, avec le succès le plus favorable pour sa santé générale. Il pratique généralement dans cette période le coït deux fois par semaine. Le penchant pour l'onanisme ne le tourmente plus. La satisfaction dans l'acte sexuel et le plaisir sexuel répondent de plus en plus, et finalement tout à fait, aux désirs du malade. Il se jette — malgré mes conseils de prudence — dans le tourbillon des plaisirs du carnaval et pendant le mois de février se fait ôter trois fois par la suggestion des maux de tête, que l'on peut mettre sur le compte des nuits passées.

Le 9 mars je puis ajouter la notice suivante à mon journal des malades: obstacle à l'exécution du coït entièrement disparu. Plaisir et satisfaction complets. Plus d'embarras, de peur des hommes, ni d'accès de mélancolie. Le plaisir du travail et la joie de vivre sont revenus. L'onanisme est définitivement écarté, ainsi que l'irritation spinale. La migraine n'apparaît plus qu'après certains excès. Le système nerveux est fortié, résistant, et le malade est maintenant en état de remplir parfaitement ses devoirs professionnels et ceux d'une union, qu'il désire.

On peut le considérer comme définitivement guéri de son onanisme; au contraire, en ce qui concerne sa neurasthénie avec prédominance de sa disposition névropathique héréditaire, je ne puis considérer sa guérison que comme relative.

Le 9 mars le malade retourne dans son pays.

Quoique l'hypnose ait été répétée 70 fois dans le cas dont il s'agit, jamais le moindre inconvénient ne s'est fait remarquer. Pas de diminution de la résistance aux influences étrangères, pas de sommeil spontané, pas de destruction de la personnalité (Benedikt). Au contraire: la malade anthropophobe, mou, sans énergie, incapable de travailler, était devenu un homme joyeux, trouvant plaisir au travail, à l'énergie vigoureuse, aux fonctions sexuelles normales, et à qui l'équilibre de son corps et de son esprit permettent de remplir entièrement sa place dans la vie.

Docteur de Schrenck-Notzing.

2. La manie des excitations.

Ce que le combat pour l'existence, le galop et la hâte de l'industrie, le bruit du commerce, bref, la vie civilisée d'aujourd'hui, laissent encore subsister de force nerveuse et de volonté, le genre vraiment insensé de nos délassements le détruit dans innombrables cas. Le lundi, alors que le repos du dimanche aurait dû donner au corps et à l'esprit une nouvelle vie et une tonicité nouvelle, l'abattement, le relâchement sans énergie de l'époque actuelle atteignent chaque fois l'apogée de la semaine: c'est le lundi qu'arrivent la plupart des accidents; c'est le jour qui compte le plus de suicides.

Ce qu'il faut surtout déplorer et ce qu'il y a de plus funeste pour l'énergie, c'est la *manie inquiète de l'excitation chez l'humanité actuelle*, dans les prétendus délassements.

Ce n'est que trop vrai ce que le théologue Robertson disait un jour: «La nature humaine éprouve une grande envie des sensations fortes, d'un contenu de la vie. Cette impulsion et cette excitation, l'homme cherche à se les procurer de toutes les façons. S'il ne le peut de lui-même, il essaie les influences extérieures.» Or, on tombe d'autant plus tôt victime d'un tel abus des influences extérieures que l'entourage avec ces excitants artificiels

se prêtera davantage à la séduction, et c'est justement
le cas dans une mesure particulière avec la vie d'aujourd'hui. Mais on tombe encore d'autant plus tôt victime
qu'on a un système nerveux plus irritable et une résistance
moindre aux influences extérieures. L'abus lui-même ne
fait qu'affaiblir encore davantage le système nerveux et
augmenter encore le besoin d'excitants artificiels. Si l'on
ajoute à cela que cet abus des charmes de la vie exerce
médiatement et immédiatement une action séductrice sur
quantité d'autres hommes, et que les troubles maladifs
du système nerveux, aussi bien que l'esprit du temps
d'aujourd'hui, il existe à nouveau une action tout à fait
funeste.

Les conséquences que peut avoir l'abus des charmes
extérieurs de la vie ont été mentionnées à propos de
l'alcoolisme et du morphinisme. Mais il faut y ajouter
encore en grande partie la paralysie progressive. Ainsi
ces trois psychopathies expliquent facilement le chiffre
des maladies de l'âge adulte.

Pourtant ce serait une grande erreur que de considérer comme épuisés les excitants artificiels. D'innombrables autres moyens doivent servir au même but; on
pensera seulement aux romans qui font frémir et qui son
dévorés, aux pièces immorales, en vogue, de nombreux
théâtres, aux représentations des cafés chantants et autres
de nos grandes villes, qui peuvent d'autant plus compter
sur une salle comble que ce sera plus extravagant. Les
artistes eux aussi exploitent cette manie des excitations
et se surpassent en sujets qui font frémir, en travail fin-
de-siècle; la presse, aussi, cherche à s'attacher la foule

par des comptes-rendus des plaidoiries et des accidents, par toutes sortes d'histoires piquantes. Qu'est-ce que le sport entier sinon une manie d'excitations? Si fondés et si précieux que puissent être beaucoup de jeux, aussi vrai que l'alpinisme, le cyclisme, sont pour beaucoup de personnes une jouissance et un délassement — dès que le sport s'en empare, c'en est fait de l'impulsion commode, et la course et le galop et la précipitation contraires à la santé commencent. (Docteur Römers.)

Un grand rôle revient encore à la manie des aliments excitants, surtout du *café* et du *thé*.

Dans beaucoup de cas le café a décidément une influence nuisible. C'est tout particulièrement vrai des états d'excitation et d'irritabilitée maladive accrue, de nervosité, etc., qu'on observe souvent chez le sexe féminin, chez les sanguins et les cholériques, chez les savants, les artistes et autres casaniers. Chez ceux-ci l'inondation continue et excessive de l'estomac avec du café détruira de plus en plus l'équilibre indispensable entre nos fonctions les plus importantes. Comme malheureusement la génération actuelle semble tomber de plus en plus fréquemment et plus légèrement dans ce mal, et que le renoncement tardif à cette boisson va rarement sans certaines souffrances, le mieux serait de s'abstenir le plus possible de cette boisson dès sa jeunesse. C'est d'autant plus facile que le café n'est pas un besoin réel, mais seulement acquis, que l'en peut satisfaire par autres substances plus simples et moins nuisibles.

Le café ne convient surtout pas le matin, à jeûn, pour le déjeûner proprement dit, car il ne donne pas par lui-même de nourriture au corps. Ici le chocolat mérite la préférence. En tout cas jamais on ne devrait le boire à l'état très concentré, en infusions on en décoctions fortes et en grandes quantités, encore moins (les personnes saines et les jeunes gens) aiguisé d'arac ou de rhum.

C'est avec raison qu'on a rapproché étroitement les boissons semblables au café, et surtout le café et le thé, de la nervosité. Jusqu'à quel point le café et le thé excitent vraiment les nerfs et rendent nerveux d'une façon durable, cela dépend de la nature des boissons, des circonstances dans lesquelles on les prend, de l'individualité du buveur et de la quantité absorbée. Celui qui prend du café pur, du thé pur, du cacao pur, avec modération, en temps opportun et sans être malade, ne deviendra pas nerveux.

Le café à la chicorée compte parmi les plus forts provocateurs de la vervosité, et cela d'autant plus que la nourriture absorbée en même temps est moins substantielle. Le café et le thé trop forts, surtout quand on en abuse, amènent de la rébellion dans les nerfs.

Dans certains états corporels, plénitude de sang, tendance aux chaleurs, flux de sang, troubles des règles, grande faiblesse nerveuse, etc., il faut éviter le café et souvent ce renoncement est indispensable pour recouvrer le bien-être. Aux enfants, on devrait interdire le café jusqu'à l'âge de la puberté. L'addition de lait ou de crème, qui le rend en général moins excitant, ne plaît pas à beaucoup; l'addition de sucre est dans la plupart des cas salutaire au corps.

L'excès de café a pour conséquence l'insomnie et un état d'excitation, semblable à l'ivresse, où les images, les pensées et les désirs, se confondent. Il en résulte un sentiment d'inquiétude et de chaleur, d'angoisse et de vertige, un tremblement des membres, le besoin d'aller à l'air, et l'air frais est ordinairement le meilleur moyen pour faire cesser un état dont la continuation exerce sur l'homme un pouvoir vraiment destructeur.

Remarquable encore est la propagation des eaux artificielles dites de Seltz, comme article de consommation de la vie quotidienne. A l'exception de quelques cas dont le jugement doit être réservé à la diététique des malades, je tiens l'usage des eaux de soude, en abandance, pour insensé, et je dirai même que c'est une aberration nuisible du goût. L'acide carbonique sous la forme d'eau de Seltz artificielle, de limonade gazeuse, etc., etc., est devenu en réalité une jouissance comme l'alcool, le tabac, etc., et on en abuse comme de toutes les autres boîssons. L'excitation piquante sur la langue et le palais, et à la sortie du gaz, dans le nez, comme il arrive quand on boit des eaux fort chargées d'acide carbonique, cette excitation est exploitée de la façon la plus exagérée; je connais de ces «buveurs d'acide carbonique» à qui les renvois répétés du gaz, qui accompagnent la jouissance de la bouteille d'eau de soude, cause à peu près le même bien-être qu'au priseur la cautérisation de sa muqueuse. Si l'on introduit dans l'estomac vide des quantités moyennes de liquide chargé d'acide carbonique, il en résulte avec l'échappement du gaz et le gonflement simultané de l'estomac, je le sais par expérience, une douleur extraordinaire, qui dure peu de temps. Les inconvénients que l'acide carbonique, introduit en grandes quantités, peut avoir pour les fonctions de la respiration, de la circulation, pour l'héme-plastie et la vie des nerfs, ce n'est pas le moment de les indiquer; ils peuvent avoir suivant les circonstances la plus grande gravité. Mais il est une conséquence de l'excès de l'eau de soude, qui s'est imposée à plusieurs reprises à mon observation et que je voudrais citer, c'est la dilatation de l'estomac, dont la cause doit être recherchée dans l'extension mécanique produite par la pression de l'acide carbonique devenu libre en grande quantité. Que ceux qui veulent se permettre de temps en temps le luxe d'une boisson de table mousseuse emploient au moins les eaux acidules naturelles, ils auront la garantie de boire une eau de source libre de souillures organiques, tandis que les produits artificiels sortent souvent de la première pompe venue dans la cour de la fabrique et que le consommateur risque de recevoir par-dessus le marché, outre l'acide carbonique, de l'eau corrompue. La composition chimique de ces eaux miné-rales naturelles ne présente pas des différences assez importantes pour influencer le choix. Les plus employées sont celles de Seltz, Fachinger, Giesshübel, Geilnau, etc. Au reste le nombre des eaux acidules simples est si grand, qu'il existe à peine une contrée où une de ces sources ne s'est acquis une certaine renommée locale, et rien n'empêche de suivre ses sentiments patriotiques dans le choix de ses rafraîchissements.

25ième exercice de volonté.

Quels que soient les excitants ou les excitations que vous préférez, vous vous les défendez et vous les évitez rigoureusement pendant une durée de 4 semaines. Tous les mois vous répétez cette abstinence pendant 8 jours.

Cette renonciation volontaire à une jouissance accoutumée et permise est un auxiliaire indispensable dans le combat contre le besoin maladif de jouissances. Le moment venu où l'action des excitants ne provoque plus de sentiments de plaisir et où partant la position d'équilibre de la satisfaction est dérangée, l'homme dispose de deux moyens qu'il peut employer comme compromis. L'un consiste à augmenter l'excitation; il conduit par une conséquence nécessaire à une lésion corporelle et morale, il est et demeure immoral et contraire à l'hygiène: l'autre diminue l'excitation pour un certain temps et rétablit par là l'ancienne sensibilité de la réaction. Les expériences de la vie quotidienne nous enrichissent de quantités d'applications. La satisfaction des besoins les plus indispensables, la vie en soi, devient, pour celui qui imprime à son existence le caractère du serieux moral, un sentiment de plaisir et le préserve de ce dégoût »blasé» de l'existance qui produit dans notre société d'aujourd'hui ces êtres pitoyables, épuisés et décrépits à 30 ans, et pour qui dès lors la vie est une galère, où ils sont rivés comme des esclaves.

Le candidat à l'école d'énergie cherche à exercer cette gymnastique du renoncement dans tous les sens de son être psychique. Il va de soi qu'il ne le fait pas avec la précipitation d'un fanatique de l'«endurcissement», mais avec cette retenue mesurée et avec ce crescendo graduel qu'on doit appliquer partout où il s'agit de vaincre une habitude rebelle ou une résistance physique. La faim, la soif, la fatigue, la sommeil, la chaleur et le froid perdent ainsi peu à peu leur terreur, et dans une certaine mesure il devient possible à l'homme de maîtriser jusqu'à ces faiblesses de notre organisation et de relever par là le sentiment orgueilleux de son indépendance. La vieille anecdote de Milon de Crotone et de son veau montre quels résultats on obtient dans l'éducation de la force corporelle par un exercice musculaire sévèrement réglé; de la même façon on pourrait élever chaque fonction physiologique à la virtuosité et lui conserver jusqu'à l'âge le plus avancé l'élasticité de la jeunesse.

V.

La lutte contra les habitudes ridicules et mauvaises.

Décision et fermeté de caractère — peu de qualités de l'esprit ont plus d'importance dans le commerce avec autrui que ces deux-là. Maintes personnes excellentes sont tombées victimes de leur indécision. Quelle n'est pas, en revanche, la satisfaction qui naît, pour l'homme, de la maîtrise de soi-même, et de la domination des habitudes tyranniques? Car «les joies de la victoire sont les joies de l'homme». L'esprit de l'homme ne se montre dans toute sa grandeur que quand il est le maître absolu de ses sentiments, de ses désirs et de ses habitudes. Pouvoir se dominer soi-même, ne pas être le sujet des sensations flatteuses ou douloureuses de son corps: voilà le plus bel ouvrage, le triomphe suprême de l'esprit né pour la liberté et l'empire sur soi-même.

Celui-là seul peut en gouverner d'autres qui sait se gouverner d'après le princips éternels de la raison. Il voit avec une réflexion indestructible les folies et les erreurs des mortels enivrés par leurs désirs et leurs habitudes. Il voit avec clarté et tranquillité à travers la mêlée de la vie et des passions.

Ce degré d'empire sur ses passions est accessible à tous. Il suffit de commencer par les plus faciles et de persévérer dans ses efforts jusqu'à la perfection.

Et où l'éducation personnelle pourrait-elle mieux commencer que par ces nombreuses habitudes qui nous font paraître ridicules aux yeux de nos semblables, ou provenir d'origine mauvaise, qui nous impriment un cachet d'originaux ou même d'individus sans bienséance? Aussi bien ces habitudes sont beaucoup plus souvent qu'on ne le croit, un obstacle à l'avancement: l'homme d'éducation est frappé de suite par ces travers et ces étrangetés; ils influencent défavorablement son jugement, qu'il le veuille ou nou, et trop souvent des espérances, d'ailleurs justifiées, se trouvent ainsi détruites.

L'habitude de ronger ses ongles.

L'habitude de ronger ses ongles est, d'après les nouvelles recherches, un défaut d'éducation, accompagnée de phénomènes maladifs divers, et qui exige le traitement le plus soigneux. Le professeur Bérillon a publié une intéressante étude sur cette mauvaise habitude. L'onychophagie est dangereuse pour certaines raisons; parce que les germes maladifs, par ex., les bacilles de la tuberculose, peuvent ainsi pénétrer dans la bouche, et parce que les ongles se composent de kératine, substance sur laquelle le suc gastrique n'a pas d'action. Ceux qui rougent leurs ongles souffrent donc fréquemment, pour avoir avalé des morceaux d'ongles, d'affections de l'estomac. Enfin la pointe des doigts est déformée de façon tout à fait caractéristique par cette mauvaise habitude; ils semblent épaissis et il se forme un filet en saillie devant ce qui reste de l'ongle. Par suite le sens du toucher devient moins sensible, et dans les écoles spéciales on peut souvent faire la remarque que ceux qui mangent leurs ongles ne conviennent guère pour les travaux dits de précision, qui exigent un sens du toucher bien développé dans la pointe des doigts, la sûreté et la propreté du travail. Les causes de l'onychophagie trouvent certainement en partie leur explication dans l'instinct qui amène l'enfant, dès sa naissance, à sucer et à tirer les objets qui viennent en contact avec sa bouche, et il est vraisemblable que, chez beaucoup d'onychophages, cette habitude est la simple continuation de ce penchant instinctif et sa transformation en un acte inconscient, automatique. Mais des personnes plus âgées aussi, par ex. des écoliers, rongent souvent leurs ongles ou leurs porte plumes quand ils sont obligés de faire quelque effort d'esprit, par ex., quand ils apprennent leurs leçons. Un professeur a communiqué à Bérillon qu'il se mordait constamment un ongle quand il corrigeait les cahiers de ses élèves. Il y a des onychophages chez qui cette mauvaise habitude ne survient qu'à un certain âge; elle repose alors d'ordinaire sur une imitation. Dans une famille de six enfants, tous les six mangeaient leur ongles. Leur père, qui buvait, leur donnait le mauvais exemple de cette habitude. En autre, d'après les recherches de Bérillon, l'onychophagie va souvent avec différents symptômes, par ex., avec des penchants instinctifs, réveil en sursant la nuit, somnambulisme, parler pendant le sommeil, bégaiement, humeur déprimée, aberrations morales, sentiments d'angoisse, etc. Beaucoup d'onychophages respirent mal par le nez et dorment la bouche ouverte. Il est frappant

que chez nous les maîtres aient accordé si peu d'attention
à l'onychophagie de leurs élèves; dans aucun traité de
Pédagogie ou Hygiène scolaire il n'en est question, et
pourtant l'onychophagie est extrêmement fréquente dans
les écoles, souvent de pair avec l'habitude de ronger
son porte-plume. D'après les recherches faites, le sexe
féminin ne se comporte guère mieux sous ce rapport
que le sexe masculin. En Angleterre, on tient le «nail
biting» pour une des plus mauvaises habitudes. On y
examine souvent, dans beaucoup d'écoles, les mains des
élèves, et les «nail biters» sont très sévèrement punis.
Pourtout les punitions ne semblent pas guérir cette mauvaise habitude mieux qu'en France. La friction de la
pointe des doigts avec des substances amères ou le port
de gants ont été reconnus inefficaces. Bérillon s'est
avisé d'employer contre l'onychophagie un traitement
psychique, l'hypnose. Il communique 14 cas où il persuada aux enfants que le soir même et les jours suivants
ils s'endormiraient sans remettre jamais leur doigts dans
leur bouche. Ce procédé, assure-t-il, fut suivi du meilleur
succès. Les succès du traitement de l'onychophagie par
la suggestion hypnotique sont indubitablement durables
et le pronostic dans la plupart des cas est favorable.
Gerling commençait avec plusieurs malades, par donner
la suggestion qu'à chaque contact des dents avec les
ongles il en résulterait un goût amer dans la bouche,
avec envie de vomir. Cela est très souvent nécessaire,
surtout avec les adultes, car l'habitude a pris trop
profondément racine. (Gerling.)

Le bégayement

ne repose pas, comme on l'a cru autrefois, sur une défectuosité des organes de la parole ou sur quelques anomalies anatomiques, mais dans la grande majorité des cas sur l'idée obsédante (suggestion) de ne pas pouvoir parler. A l'école, par ex., le nombre des bègues augmente considérablement. Un traitement imprudent rend très vite bègues les enfants distraits et paresseux. Puis un enfant qui souffre de ce mal, amène la contagion. Ce danger de la contagion est même si grand, qu'on a cru devoir séparer les enfants bègues des autres.

Cet effet d'une obsession fait aussi comprendre pourquoi nous possédons dans la suggestion hypnotique un précieux remède contre le bégayement. Ainsi Wetterstrand a observé que les bègues parlent de suite couramment dans l'hypnose. Sur 48 malades, il en a guéri complètement 15 et amélioré environ 20 par l'hypnose. On rapporte encore d'autre part de nombreuses guérisons obtenues, par ex., par le docteur Ringier, qui raconte entre autres le cas suivant, particulièrement grave.

J. V., ouvrier cordonnier 36 ans, taille moyenne, corps bien développé. Le malade est intelligent, vif sans être nerveux; pourtant il se fâche souvent quand quelque chose ne va pas bien. Je le connais d'auparavant, il avait alors soigné sa femme atteinte d'une typhoïde grave, avec un dévouement absolu et une exactitude extraordinaire, pendant trois mois, seul, jour et nuit, lui préparant lui-même journellement jusqu'à sept bains, mesurant les températures, comptant le pouls, etc., etc., comme un garde-malade; et tout médecin de campagne sait ce que cela veut dire à la campagne, dans un ménage modeste.

Le malade bégaie depuis sa cinquième ou sa sixième année,

à la suite d'un accident. Tombé dans un étang, il y était resté quelque temps avant d'être découvert et retiré. Pendant plusieurs jours, il ne put dire un mot. Dès lors il bégaya fortement et eut souvent peur. Il bégayait particulièrement fort à l'école et à l'instruction religieuse, en sorte que souvent en ne l'interrogeait pas, parce qu'on voyait qu'il ne pouvait pas parler. Enfant, il était très nerveux. Avec l'âge, le mal s'améliora, pourtant il bégaie plus fort par moments, surtout devant des étrangers. Devant des parents, il ne bégaie jamais, pas plus que ses quatre enfants. Il n'a pas fait de maladie grave.

23 juin 1889, première séance. Il bégaie en lisant (avant l'hypnose); sur 64 mots, $18 = 19,15\%$, sont bégayés; il lit lentement et posément, et dit que quand il lit tranquillement, il bégaie moins. Le bégaiement a un autre caractère quand il lit que quand il parle; quand il lit, il ne s'arrête pas si longtemps aux mots défavorables et contracte moins le visage; mais il évite de lire à haute voix. Quand je lui ordonne de lire plus haut, sur 64 mots il en bégaie $19 = 29,66\%$. En chantant, il ne bégaie pas; en parlant il bégaie assez fortement, plus qu'en lisant, et fait en même temps plus ou moins de grimaces. L'hypnose réussit facilement et vite, avec catalepsie, contracture et mouvements automatiques. Pourtant, quand je le fixai, il se mit à rire, croyant que je ne l'hypnotiserais pas; je lui fermai alors les yeux, lui suggérai quelques moments le sommeil; les yeux restèrent fermés, les bras en catalepsie suggestive, puis en contracture; il résista d'abord aux mouvements automatiques, mais, sur quelques suggestions fermes, il tourna les bras sur un ordre.

Suggestion: «Faites bien attention maintenant, je vous applique maintenant l'aimant, votre gorge et votre langue seront tout à fait libres quand vous parlerez, de plus en plus libres . . .» (je lui appliquai mon aimant en fer à cheval sur le nœud de la gorge), le malade fait un signe de tête affirmatif, «vous éprouvez une sensation agréable de délivrance dans la gorge (le malade répond affirmativement) et vous parlerez déjà mieux après cette séance. Vous ne penserez plus du tout au bégayement, vous n'aurez plus peur de parler devant des étrangers, vous ne vous agiterez plus à ce propos.»

Après la séance, le malade bégaie encore. Je parlai avec lui le moins possible pour ne pas le faire parler et partant bégayer, supposant que cela irait mieux quand il serait à la maison chez ses parents, où il se gênait moins.

1er juillet. Il bégaie à son arrivée beaucoup moins qu'auparavant. Hypnose deux fois par la simple fermeture des yeux. Quand je l'ai gagné par quelque petites expériences (catalepsie, adhérence de la main au front) je touche sa gorge et lui dis en accentuant bien que par ce contact je rends sa langue mobile, en sorte qu'il pourra parler avec moi, même dans son sommeil, et sans bégayer. Je commence alors une conversation avec lui et le malade, à mon propre étonnement, parle tout à fait couramment. Je lui dis alors qu'il parlera aussi bien après l'hypnose et je vais lui démontrer aussitôt pourquoi. Dès qu'il sera réveillé, je décrirai un cercle autour de lui, et il ne pourra sortir de ce cercle, en dépit de tous ses efforts; au contraire, dès qu'il s'approchera du cercle, il sera repoussé, preuve qu'il est encore sous l'influence du traitement, même à l'état de veille. J'éveillai alors le malade, traçai le cercle, et tout se passa comme je le lui avais dit. Dans un entretien entamé avec lui il parle tout à fait couramment et ne bégaye légèrement qu'une ou deux fois.

Bizarreries, manières énigmatiques, travers.

Une multitude de personnes ont des particularités de caractère qui deviennent un tourment pour leur entourage; leurs manières contraires à la nature, le «problématique» de leur être, ont quelque chose de vraiment rébarbatif. Que de fois on entend dire: un tel a un coup de marteau à la tête et sa place est dans une maison d'aliénés, car il cherche noise à tout le monde, prétend savoir tout mieux, voudrait corriger la ville et le monde, désire couvertir un chacun, etc. D'un autre, on dit qu'on ne saurait lui en vouloir de son entêtement; que son père avait été tout comme lui. A un troisième, on ne saurait garder rancune de son exaltation, de sa franchice stupéfiante, de sa naïveté touchante, car il a ses moments d'explosion qu'il regrette ensuite amèrement.

C'est la grande armée des tarés, dont on commence aujourd'hui seulement à étudier, à comprendre et à guérir les particularités, après le bel exemple des docteurs Koch et Römer.

Parmi les particularités de ces tarés, on distingue plusieurs groupes, anomalies de l'irritabilité, défaut de proportion, un moi indûment placé au premier plan, timbré, en contradiction avec soi-même, étrangetés, travers, et quelque chose de périodique dans l'attitude.

L'irritabilité inaccoutumée, se manifeste, par ex., en ce que les personnes dont il s'agit, tempèrent trop peu leurs sentiments justes, et péchent contre la bienséance et les mœurs. Qui n'a vu combien de personnes s'entretiennent toutes seules avec animation ou font des discours dans la rue! D'autres s'enthousiasment rapidement pour toutes les choses possibles, mais leur intérêt se refroidit avec la même rapidité. Aujourd'hui ils voudraient pour la vie avoir certains livres, habits, bijoux, mais dès qu'ils les ont en possession ils se repentent de leur achat insensé, et quand ils reçoivent en cadeau ce qu'ils ont vivement désiré, ils savent toujours quelque chose de plus beau et de plus convenable. Leur vocation leur semble la plus désagréable qu'on puisse imaginer et quand, après avoir longtemps lutté et désiré, ils se sont tournés vers une autre, celle-ci partage bientôt le même sort.

A propos de ce dérangement insolite du moi, et d'autres particularités de ces tarés, je cite littéralement le tableau magistral du docteur Römer.

«Une particularité qui se trouve surtout chez les natures faibles est le penchant à la rêverie et l'enfoncement en soi-même. Le martyre sentimental, affecté, se trouve en particulier chez le sexe féminin, quand il ne se sent pas satisfait et compris. Ces personnes «se claquemurent littéralement» et se jettent avec tout le feu de leur âme dans les bras de la nature; elles ne mènent plus qu'une «vie de fleurs», choisissent pour amis des chiens et des chats, comme si ceux-ci les comprenaient, écrivent des dissertations de toute sorte ou elles protègent le monde des animaux avec autant de tendresse qu'elles mettent d'aigreur à attaquer l'humanité.

Insensiblement les formes tournées ainsi vers l'intérieur conduisent à celles qui ressortent dans la vie extérieure, et où la propre personne passe indûment au premier rang. Beaucoup de tarés ne se fatiguent pas de parler de leurs souvenirs personnels, si peu intéressants qu'il soient; beaucoup ne peuvent même souffrir qu'une autre personne prenne la parole en société. N'empêche d'ailleurs qu'ils s'amusent, avec une évidence inouïe, des natures qui ont la même disposition; ils reclament comme un droit, que tout le monde s'occupe d'eux, comme ils s'occupent de leur propre moi; leurs opinions et leurs manières, seules font loi. Il ne faut pas croire qu'une telle conception de la vie ne soit possible que dans le domaine séculier, comme dans la politique; au contraire, elle est aussi extrêmement répandue dans le domaine ecclésiastique, ainsi qu'on pourra s'en convaincre à satiété par les dignes, ou indignes, fondateurs ou représentants des différentes sectes, et par les courants secondaires à l'intérieur de l'église. Pour beaucoup de ces fanatiques, il ne s'agit pas de la bonne cause en première ligne; le profane peut déjà le remarquer par ce fait qu'ils dirigent partout l'attention sur leur personne, qu'ils ne peuvent supporter que d'autres vaillent aussi quelque chose ou veuillent valoir davantage ou soient plus estimés qu'eux-mêmes. Beaucoup peuvent bien se tromper eux-mêmes et tromper autrui, pendant quelque temps, sur la confusion de leur propre intérêt avec celui de la prétendue bonne cause; mais beaucoup tombent de suite victimes de leur vanité démesurée, de leur égoïsme naïf, de leur incroyable aveuglement volontaire, en sorte que leurs amis eux-mêmes ne contestent plus le mal. Il va de soi que ces inconvenances prennent une forme encore plus gauche quand la discipline personnelle d'une vie chrétienne n'existe plus. Alors, avec une naïveté inouïe, on agite à la table du restaurant les affaires de famille les plus épineuses, on livre avec une franchise éhontée de méchants bons mots «parce qu'on ne peut pas les garder pour soi», ou dans l'intention d'embarrasser autrui. Et celui qui ne participe pas aux menées de ces personnes est stigmatisé de «trouble-fête», parce qu'elles considèrent comme un droit naturel que tout le monde les encense. En retour, s'amusent souvent de la folie avec laquelle les hommes applaudissent à leurs extravagances. Dans leurs fonctions, ces personnes manifestent souvent une indifférence inouïe; elles travaillent seulement quand cela leur plaît, mais elles chargent leurs confrères ou leurs inférieurs, avec une indélicatesse sans borne, de tout ce qu'elles auraient dû faire elles-mêmes. Un tel taré empoche, par exemple, comme tout naturel, la récompense pour un travail extraordinaire, tandis que son inférieur ne dépense pas seulement son temps et ses forces pour lui, mais a encore par-dessus le marché des avances d'argent.

Un autre symptôme psychopathique qui manque rarement, est l'absurdité, soit dans toutes les manières, soit seulement sous certains rapports. Ces personnes semblent alors toquées, affectées, guindées, cérémonieuses, raides, doucereuses, enthousiastes, pincées, craintives, etc. Contrairement aux étrangetés dont il sera plus tard question, cette particularité imprime un caractère particulier à l'homme tout entier; elle s'affiche généralement avec

un certain air entendu, parfois même avec complaisance et naïveté, pour ce qu'il y a de plus beau, tandis que les étrangetés
en général sont tenues secrètes, pour ne pas provoquer les rail-
leries. On observe des gens qui trouvent extrêmement ennuyeux
d'aller se promener par un beau temps, mais dont le plaisir
suprême est de marcher par la tempête et la pluie. D'autres ne
cherchent jamais qu'à parler un langage distingué, bien que tous
leurs parents et amis se servent du patois et qu'ils ne soient
eux-mêmes jamais sortis des limites de leur petit pays; mais
cette prétendue façon plus belle de parler a souvent un accent
qui arrache de suite un sourire, même à l'étranger. D'autres
encore se servent de grands mots ou se font une espèce de jar-
gon particulier; d'autres se façonnent leurs vêtements, leur mode
de nourriture, leur couche, en suivant apparemment le principe
«plus c'est extravagant, meilleur c'est». Si l'on ajoute encore
que ces personnes mettent indûment leur moi au premier rang,
que nulle part elles ne peuvent observer une mesure, qu'elles
tiennent leur propre manière de voir pour beaucoup meilleure
que celle d'autrui, il n'est pas étonnant qu'il apparaisse partout
de ces fanatiques qui font de la propagande pour leur nouvelle
sagesse; et qu'il n'y ait pas une institution humaine, pas une
science, pas un art, pas une religion que ces fanatiques ne soient
prêts à remplacer par quelque chose de beaucoup meilleur. Ces
menées sont relativement inoffensives dans le domaine économique,
un tel taré ne ruine tout au plus que lui-même, et certains arrivent précisément par leur originalité à une grande célébrité ou
à une richesse considérable; mais plus ces natures secouent dans
tous les sens les institutions sociales et religieuses, plus leurs
menées deviennent dangereuses. Ces tarés, prétendus réforma-
teurs et faux prophètes, dans un sens, ont beau rappeler, même
aux profanes, la manie des grandeurs des fous: la grande masse
ne s'en prend pas moins d'enthousiasme pour ces personnes, aux
époques agitées par la politique ou l'église; et voilà justement
pourquoi elles sortent de terre comme les champignons et embrouillent au plus haut degré l'opinion publique.

Très souvent on trouve des gens qui ne croient pas aborder

12*

avec assez de façons tout ce qu'ils font, et mettant ainsi vraiment à l'épreuve la patience de leur entourage. Certains travers sont tout à fait amusants: par ex., quand une jeune fille tient pour inconvenant de manger à sa faim, ou quand un père de famille, qui veut faire connaître à sa famille le livre des cantiques, lit le 1er janvier la première chanson et chaque soir suivant le numéro d'après, sans se demander s'il n'est pas en contradiction la plus grossière avec la saison, l'état de la famille, etc. Toujours est-il que des manières inoffensives en apparence peuvent parfois déconcerter; quand, par ex., un théologien célèbre vante à sa fiancée comme «sainteté» particulière de ne se servir avec lui du «tu» familier qu'assez longtemps après leurs fiançailles, on sait par expérience que ces natures s'adonnent avec joie à ces folies; et tous ceux qui, par un sentiment simple et naturel, passent au «tu» avant les fiançailles, sont en danger de ne point être pris par ces gens pour des chrétiens véritables.

Un autre trait, la contradiction dans les manières, ne manque jamais entièrement chez un taré. Sans doute, on sait que chacun a ses «deux âmes», mais dans l'«état mixte» dont il s'agit ici, les phénomènes normaux et anormaux vont côte à côte dans la vie psychique. Un médecin fait des conférences publiques avec beaucoup de plaisir et un succès heureux; mais quand un malade vient le consulter, il se cache par timidité. Un autre excellent orateur se montre si embarrassé dans les relations personnelles, que tout le monde remarque son manque de naturel et déclare que ce n'est autre chose qu'une réserve orgueilleuse. Une garde est dans ses fonctions «le dévouement personnifié», en sorte que tout le monde verrait en elle un idéal, si elle n'avait sans cesse à côté des prétentions tout à fait inexplicables, qui ne vont pas avec le reste de son caractère. Certains tarés ont une pitié vraie, sincère, pour le sort de leurs semblables, mais à côté perce une joie maligne quand quelque chose prend une mauvaise tournure. De la même manière il existe souvent une propreté remarquable à côté de manières qui provoquent le dégoût, une générosité magnifique à côté de certaines manifestations d'avarice incroyable. La même conduite contradictoire apparaît, par ex., dans un, manque de tact incroyable qu'un homme bien élevé commet dans le commerce avec autrui dans certaines «lâchetés ridicules» en face de quelques douleurs. Une autre fois il existe une incapacité remarquable à entrer dans les pensées d'un autre, chez des personnes qui se distinguent autrement par le contraire, par leur intelligence pénétrante, leur caractère intrépide. Mais moins les manières contraires à la nature se révèlent d'autre part, plus la personne dont il s'agit semble poursuivre ses propres fins par une telle attitude, et plus ces personnes prétendent dans le reste de leur vie à une position éminente, plus le profane ne voit sûrement dans ces particularités autre chose que les signes des sentiments bas, cachés seulement d'un manteau de vertu, et qui n'en sont que plus abjects; mais en réalité ce sont des manifestations maladives de la vie intellectuelle.

On reconnaît plus facilement le caractère contradictoire quand le maladif ne se mêle qu'au maladif. Une jeune fille a une passion indicible pour une condisciple (excitabilité accrue et défaut de proportion), mais plus elle languit après le retour de son amour, plus elle a une conduite froide envers sa «passion»; et pourquoi? pour que personne ne remarque sa passion et que le «feu sacré ne soit pas profané». Il est fort caractéristique qu'à côté de cette conduite publique il en va une autre, sensuelle, tout à fait différente: les épanchements écrits dégouttent littéralement des effusions sentimentales le plus tendres; mais faire arriver cette lettre à sa destination — c'est-à-dire à lécolière assise à côté d'elle — serait une «profanation indigne». On n'objectera pas que c'est là une folle histoire de jeune fille; pour la forme, c'est juste; mais en vérité la tare psychopathique s'y exprime excellement et peut très bien servir d'exemple pour quantité d'autres cas. Une mère, par ex., tantôt «étouffe» son enfant de joie, tantôt «elle le regarde à peine»; est-elle en voyage, «elle meurt de mal du pays», et dès qu'elle est la maison, «elle a mieux à faire que de s'occuper constamment de ses enfants»; une autre «s'écroule presque de pitié» pour son enfant malade, mais n'en va pas moins au bal «pour s'oublier un peu», ou bien il «faut» absolument qu'elle entende le sermon de son prédicateur ambulant et elle abandonne sans soins l'enfant qui a besoin de secours. Un père de famille songe continuellement à se tuer, et tremble au moindre mal qui le prend, de peur que la chose pût devenir mortelle. Dans tous ces exemples, l'excitabilité accrue maladivement et le défaut maladif de proportion entrent en jeu et impriment à la conduite le sceau de la maladie. Mais cela est moins facile à reconnaître quand par hasard un employé manifeste dans toute sa vie professionnelle et de ménage une conscience et une ponctualité extraordinaires, tandis que dans certaines branches de sa profession il commet continuellement des négligences grossières. Souvent l'incorrigibilité seule permet de reconnaître le mal. La différence entre les sentiments et leur affirmation est très caractéristique et montre de nouveau fort clairement combien il est nécessaire de juger les paroles et les actions d'un homme, non pas en soi seulement, mais encore en partant de l'ensemble du caractère.

Il faut encore considérer: les étrangetés et les travers psychopathiques moindres, qui ont certains points communs avec les absurdités mentionnées plus haut. Mais tandis que ces dernières s'affichent volontiers, les premiers sont à peu près comme cachés, et le profane ne soupçonne guère comme ils sont répandus. Il y a des gens qui collectionnent leurs poils de barbe, leurs ongles ou leurs cérumen, les rangent soigneusement, les munissent d'une étiquette et les conservent. Des personnes délicates même peuvent à peine se décider à changer de linge ou à aller à la selle. Une demoiselle ne peut arriver à s'asseoir quelque part où un homme s'est assis auparavant; d'autres aiment à se faire chatouiller la plante des pieds, et autres extravagances semblables. Ici se rangent aussi les nombreuses habitudes étranges, connues généralement par l'impression de ridicule qu'elles produisent, et désignées d'ordinaire par le nom de «tic»: par ex., l'intercalation inutile de «aha!», «hem», dans chaque conversation, le penchant à ronger continuellement ses ongles ou à jouer avec ses doigts, l'habitude d'exécuter des mouvements prusques avec certaines parties du corps ou avec des muscles déterminés. Cependant les exemples cités montrent que dans ces tics il n'est pas si facile de distinguer les défauts appris machinalement, de ce qui est causé par la maladie, la partie maladive innée de celle acquise, et que dans l'explication de ces habitudes par une disposition maladive, il faut une grande prudence. — Parmi les travers, la prédilection pour l'odeur du cuir neuf, de la mousse humide, est fort répandue. Certains tarés aiment le camphre «pour leur vie»; d'autres s'enthousiasment pour la prétendue beauté et les avantages d'un homme, chez qui personne autrement ne remarque rien de particulier. Mais si inoffensifs que puissent être ces travers, ils n'en deviennent pas moins dangereux quand ils s'étendent au domaine sexuel. Ils s'unissent alors en règle générale aux modifications pathologiques de la vie instinctive.

25ième exercice de volonté.

Pour prévenir une augmentation de la tare, évitez tout surmenage à l'école, et dans vos occupations, toute surexcitation de l'esprit. Gardez vous d'imaginations malsaines; évitez les excès dans les efforts corporels, dans le délassement et dans les aliments.

26ième exercice de volonté.

Vous considérez que d'innombrables tarés ont été des bienfaiteurs de l'humanité, de grands hommes d'état, des poètes, des artistes, des savants.

Il est notoire que les plus grands talents et la tare maladive sont extrêmement souvent réunis. Chez de nombreux génies, à côté d'une hardiesse surprenante dans l'enchaînement des pensées, à côté d'une vive ardeur d'imagination, on trouve une négligence complète des détails, des particularités de conduite remarquables, maladives, des traits et des choses étranges, qui font hocher la tête à tout le monde. On lira seulement à ce sujet «Génie et folie» de Lombroso.

27ième exercice de volonté.

Vous cherchez à vous défaire de vos étrangetés et de vos travers, mais vous vous gardez d'une lutte et d'un combat trop fatigants.

Le combat contre les habitudes ridicules, étranges et absurdes, est malheureusement d'autant plus difficile qu'elles sont généralement devenues chères à leurs porteurs, bien qu'en secret seulement. *On songera chaque fois* **que ce sont des flétrissures de la perfection, aussi répugnantes pour autrui qu'on y trouve soi-même d'agrément.** Il s'agit donc de conquérir hardiment l'empire sur soi-même, pour délivrer ses autres avantages d'une telle tache. Car tout le monde s'y heurte. Et si on loue le bien qu'on admire d'autre part, on ne s'en arrête pas moins à cette impression et on la noircit le plus possible pour le déshonneur des autres talents.

Ne pas avoir de travers et d'étrangetés: telle est la condition indispensable d'une attitude qui en impose. Peu de personnes sont sans infirmités, au sens corporel comme au sens intellectuel et moral; et on les aime encore tendrement, quand on pourrait facilement les guérir. La prudence d'autrui voit souvent avec regret comment un petit défaut s'est attaché hardiment à toute une réunion de grandes facultés; et un nuage suffit pour obscurcir le soleil tout entier.

VI.

La lutte contre les pensées et les sentiments obsédants.

Les représentations, les sentiments et les instincts obsédants peuvent dans beaucoup de cas ruiner l'affirmation de la volonté et même rendre entièrement incapable de travail. On entend par là ces formes de pensée, de sentiment et d'action qui s'imposent irrésistiblement, de telle sorte qu'il est impossible à la personne dont il s'agit, de s'en délivrer, bien qu'elle reconnaisse ce qu'elles ont d'importun, d'étranger et, en partie, d'inexact.

En particulier ce sont des angoisses et des crises de peur violentes qui s'associent souvent à des impressions, actions ou intentions déterminées.

La peur maladive, dit l'Américain Beard, dans son tableau des craintes obsédantes, la peur maladive survient à la suite de différentes maladies fonctionnelles du système nerveux et est l'expression d'une faiblesse, d'un manque de force et d'une insuffisance qui frappent par comparaison avec l'état normal de l'individu.

Le caractère pereux naturel chez un homme sain s'accroît considérablement quand il est neurasthénique; il craint que le caractère peureux naturel qui répond à son état physiologique ne devienne normal, maladif, simplement par suite d'un défaut de résistance de son système nerveux dérangé.

La faiblesse du cerveau — l'appauvrissement des nerfs — empêche de compter sur la productivité; tout comme la paralysie rend la marche difficile ou impossible, la peur maladive n'est autre chose qu'une paralysie psychique, mais de nature plutôt fonctionnelle qu'organique.

On voit les malades se promener en long et en large devant la maison du médecin qu'ils vont voir, avant d'oser entrer. Beaucoup d'entre eux m'ont raconté qu'ils étaient retournés devant ma porte, sans avoir eu le courage de sonner, et avaient attendu des semaines avant de renouveler l'essai. On entend souvent des aveux analogues chez des hommes d'âge moyen, plongés dans des entreprises commerciales importantes et obligés de fréquenter une grande quantité de personnes.

Cette timidité et cette irrésolution peuvent avoir des conséquences très fâcheuses pour les gens d'affaires, ainsi que me l'apprennent à satiété les communications de mes malades.

Le seul sentiment de la responsabilité, quelle qu'elle soit, peut affecter le corps avec une force extraordinaire et de façons très diverses.

Il y a une foule de variétés de peur maladive, jointe à la cérébrasthénie, ou épuisement du cerveau, sans aucune hallucination ou illusion des sens. — Le malade sait que sa peur n'a pas de fondement objectif, mais sa nature irritable triomphe de son intelligence et de sa volonté, sous l'influence de l'épuisement de son système nerveux.

Il y a quelques années, j'ai décrit une forme de peur maladive sous le nom d'astraphobie, ou peur de l'éclair. J'ai observé un grand nombre de cas de cette maladie, et il suffit de remarquer que les symptômes principaux consistent: en mal de tête, nausées, vomissements, diarrhée, et parfois en crampes. Une peur et une terreur intense les accompagnent.

Tout récemment Westphal a décrit une forme de terreur maladive sous la dénomination d'agoraphobie, ou terreur des places. Cette peur des squares ou places ouvertes n'est toutefois qu'une phase d'un grand nombre de sortes de terreur des places, comme je l'ai décrite ailleurs. Rigoureusement la terreur des places, comme genre, devrait s'appeler topophobie, tandis que l'agoraphobie n'est qu'une espèce et signifie une sorte particulière de terreur des places. Ainsi un malade d'âge moyen pouvait marcher sans difficulté le long de Broadway, parce que les boutiques et les magasins, comme il disait, lui offriraient un refuge en cas de danger. Mais il ne pouvait prendre la cinquième avenue, parce qu'il n'y avait de magasins ni là, ni dans les rues latérales. Il ne pouvait gagner là campagne dans aucune direction et était enchaîné sans espoir dans la ville pendant la chaude saison. Un jour, en remontant le Broadway dans la poste, il cria d'épouvante quand elle tourna à Maddison square, à l'étonnement des autres voyageurs, et cet homme était grand, vigoureux et endurant de corps comme d'esprit. Pourtant il avait d'autres symptômes de cérébrasthénie. Ces sortes de crainte ont des phases opposées ; ainsi un malade ne peut marcher sur une place déterminée où il à été pris de ce symptôme pour la première fois ; il n'est pas possible, ou très difficile, à un autre, de s'éloigner de sa maison. En ce moment je soigne un malade qui vit depuis longtemps enfermé dans sa maison, incapable d'aller nulle part, simplement par peur d'aller quelque part. Pendant longtemps, il n'a pas été en état de venir me trouver pour me consulter. Depuis peu, cependant, il va mieux et peut sortir à nouveau. J'ai soigné un grand nombre de malades qui n'étaient pas en état d'entreprendre de longs voyages, et quand ils voyageaient, il leur fallait de la société. Un malade d'une ville éloignée de l'ouest m'exprima par écrit son désir de venir me consulter, mais il fut obligé de retourner en chemin sans pouvoir atteindre New-York.

Toutes ces formes de peur maladive sont, à proprement parler, des variétés de la topophobie.

Je connais quatre personnes qui n'étaient pas en état de traverser Brooklyn-Ferry, et toutes ont été guéries en quelques semaines on en quelques mois.

Le docteur D. E. Smith, de Brouxville, raconte l'histoire d'une dame qui n'était pas en état de traverser Harlem-river, et ne pouvait partout visiter New-York. Je vois en ce moment une dame chez qui la topophobie apparaît sous forme d'incapacité d'aller à l'église. C'était l'église, où elle avait été prise pour la première fois d'un sentiment particulier et difficile à décrire, de vide dans la tête; et maintenant il lui semble qu'elle pourrait tout faire plutôt que d'aller à l'église. Si elle pouvait retourner à l'église, ce serait la meilleure preuve de sa guérison. Un jeune commerçant qui a ressenti ces symptômes pour la première fois dans sa fabrique, avait peur de rentrer dans le bâtiment, jusqu'au moment où differents traitements l'eurent rétabli.

A Cassel, en Allemagne, le docteur M e s c h e d e a appelé l'attention de ses collègues sur une forme de peur maladive qui contraste avec l'agoraphobie et consiste dans la peur des espaces fermés, étroits. Le malade, un jeune homme de vingt ans, était pris d'un sentiment de vertige et de confusion dès qu'il se trouvait dans une petite chambre étroite. En été, il ne pouvait dormir dans une chambre et était obligé de sortir en plein air. En hiver, il dormait dans de grandes salles aérées. Il dut renoncer à ses études et se livrer à l'agriculture. Ce symptôme ne peut être désigné sous le nom d'agoraphobie et doit être considéré comme une espèce de la topophobie.

Une forme de peur maladive, que j'ai décrite récemment et que j'ai observée dans des cas fréquents, est l'anthrophobie, c'est-à-dire, l'aversion pour la société, la peur de voir des hommes, d'en rencontrer en grand nombre ou d'isolés. Cette forme a différentes variétés. Dans beaucoup de cas cette peur était si forte, que les malades étaient obligés de renoncer à leurs affaires. Je connais nombre de ces malades qui, malgré la plénitude de leurs forces musculaires et leur vigueur physique, étaient amenés par leurs symptômes à quitter leurs occupations; ils ne pouvaient se placer en face de quelqu'un, fréquenter ni regarder personne; ils vivaient dans l'angoisse constante de rencontrer un être humain. Cette forme, surtout dans le cas graves, est souvent accompagnée d'un abaissement de la tête, tenue détournée. Toujours et partout le détournement des yeux et du visage indique un sentiment de honte et d'humilité, un sentiment d'incertitude et de faiblesse, par rapport à la personne en face de laquelle nous nous tenons — un aveu instinctif, involontaire, du fait que pour le moment notre force est plus faible que celle d'autrui. Dans la neurasthénie, le même phénomène apparaît comme symptôme maladif — une expression de faiblesse, d'insuffisance, de défaut de confiance en soi. Ce détournement du regard est un symptôme si constant chez ces malades neurasthéniques, que souvent je puis établir le diagnostic à première vue, avant qu'ils aient dit un mot ou se soient assis. Je vois maintenant un jeune homme si anthropophobe qu'il n'est pas en état de me fixer plus d'un moment, même quand je prends sa tête dans mes mains et que je la tiens droite. Un de mes amis, un homme extrêmement intelligent et doué, présentait le même symptôme caractéristique ; c'était souvent le sujet de notre conversation et c'est un très bon baromètre pour juger l'état du corps, son amélioration ou son aggravation. Dans quelques cas j'ai vu ce symptôme extrêmement intéressant survenir tout à fait subitement, ou après de faibles symptômes avant-coureurs, si les autres symptômes nerveux ne manquaient pas.

Cette forme de peur maladive a aussi sa phase opposée. Chez quelques personnes il existe, si nous pouvons nous exprimer ainsi, une monophobie, ou peur d'être seul. Quelques-uns de ces malades ne peuvent voyager seuls, mais très bien en société. Parfois ils ne sont pas en état de quitter la maison ou d'aller dans la rue seuls. Le docteur C. L. Mitchell me raconte l'histoire d'un monsieur si gravement topophobe qu'il lui était impossible de quitter la maison sans société. Il payait 20 000 dollars à un homme pour l'accompagner toujours. Il y a des gens qui, à la suite de ce symptôme, mènent tout à fait la vie d'un prisonnier.

Une autre forme de peur maladive, avec laquelle le médecins sont familiarisés depuis longtemps, est la pathophobie, ou peur de maladies — connue plus ordinairement comme hypocondriasis. Elle existe rarement seule, mais accompagnée au contraire d'autres symptômes d'une maladie réelle, quelconque, du système nerveux. Le malade pathophobe, dont le cerveau ou l'estomac sont affaiblis, redoute peut-être une maladie sérieuse du cœur ou d'un autre organe, même quand il n'existe pas de signe de maladie, sa peur exceptée. L'erreur que l'on commet ordinairement dans l'étude de ces cas, est de prendre cette peur de maladie pour le seul symptôme du malade et pour la cause de la maladie, tandis qu'ordinairement, comme les autres formes de peur maladive, c'est la conséquence de la maladie, de la faiblesse cérébrale. C'est comme telle aussi qu'il faut l'étudier et la traiter.

Il y a encore une manifestation de peur maladive qui n'est pas rare, et qu'on peut désigner du nom de pantaphobie, ou peur de toute chose et de tout le monde ; tout ce qui renferme une responsabilité, toute modification, est un sujet d'angoisse et de terreur. La femme d'un de mes malades a une peur maladive pour son garçon, âgé de quinze ans, qu'elle ne perd pas des yeux, et ne laisse pas sortir, de peur qu'on ne l'attaque dans la rue. Le pauvre garçon est obligé pour la plupart du temps de mener la vie d'un prisonnier, ne doit pas quitter la ville en été et se trouve tourmenté avec toute la famille.

Une dame, que je soigne en ce moment et qui est astraphobe, me raconte qu'elle ne peut aller dans la rue faire des emplettes, des commissions, qu'elle a peur quand elle doit voir un médecin, que tout provoque sa terreur, même quand il n'en coûte pas de sa part le moindre effort.

L'expression phobophobie, crainte d'accès de peur, peut convenir à une certaine classe de malades des nerfs, qui ont peur d'être pris d'accès de terreur quand ils essaient de prendre un chemin ou une direction quelconque, où leur peur maladive pourrait éclater ; ils sont tourmentés par la peur, même quand ils ne font et ne disent rien. Ces personnes ont peur même quand elles sont silencieuses et tranquilles, dans la crainte d'être prises de leur terreur maladive particulière si elles essaient de faire quelque chose. Un de mes malades avait à un moment, outre sa topophobie, la peur de commettre un crime quelconque pouvant le deshonorer. Il avait honte de sa peur, sans pouvoir la supprimer. Maintenant il en est entièrement guéri.

La mysophobie, crainte de se salir, décrite récemment par le docteur Hammond, se range ici. Les résultats du traite-

ment montrent clairement que c'est un symptôme d'un état analogue du cerveau. Il n'y aurait pas d'illusion des sens. Dans
un de ces cas il existait un penchant irrésistible à se laver les
mains; la malade y employait une grande partie de son temps.
Une autre lavait ses mains plus de deux cents fois par jour.

D'autres, qui se trouvent dans une phase encore plus grave,
n'osent plus saisir, par peur puérile de malpropreté ou de contagion, des objets qui ont été souvent touchés, tels que pièces
d'argent, poignées de portes ou de fenêtres, et vivent dans une
peur continuelle. Ainsi Morel nous raconte qu'un suisse d'église,
tourmenté depuis 25 ans par des craintes insensées, n'osait plus
toucher sa hallebarde, jusqu'au moment où il s'en fit lui-même
des reproches et des remoutrances et parvint enfin à vaincre sa
résistance. Mais cette décision lui couta un tel effort, qu'il dut
craindre de ne plus en être capable le lendemain.

Récemment, avec le docteur Carpenter, j'ai vu une dame
dont la peur avait le caractère le plus absurde. Elle redoutait
un orage, attendait un tremblement de terre et, quand son état
s'aggravait, ne permettait pas à son mari de partir quelques heures.
Dans ce cas la peur maladive était héréditaire. Son père était
un exemple frappant de mysophobie et avait une peur de la
poussière telle, qu'il ne s'asseyait jamais sans épousseter auparavant le siège, en présence de n'importe qui. Il se levait même
la nuit et battait tous ses vêtements avec le plus grand soin,
les sortant par la fenêtre pour ne pas emplir la chambre de
poussière.

Depuis que Beard a appelé l'attention générale sur
ces terreurs obsédantes, on a encore observé et décrit
d'autres formes nombreuses. Une des plus remarquables
est, par exemple, le délire du doute.

L'hésitation domine d'abord la sphère du penser
pur. Le malade se pose une suite ininterrompue des
questions. Legrand du Saulle raconte, par ex., qu'une
femme à l'esprit très éveillé ne pouvait aller dans la rue

sans se poser les questions suivantes: Quelqu'un ne tom-
bera-t-il pas, par hasard, d'une fenêtre, à nos pieds?
Cette personne sera-t-elle un homme au une femme?
N'aura-t-elle que des blessures ou en mourra-t-elle? Se
blessera-t-elle à la tête ou aux jambes? Se produira-t-il
une mare de sang sur le trottoir? Si elle est morte, à
quoi le reconnaîtrai-je? Devrai-je appeler au secours ou
m'enfuir? ou réciter une prière? Ne m'accusera-t-on pas
d'avoir provoqué cet accident? Mon innocence se fera-
t-elle jour?, etc.» Chez cette femme les questions se
succèdent sans interruption, et on a observé des choses
semblables chez beaucoup d'autres individus.

Si la maladie se bornait à ce «ruminement psychique», comme Legrand du Saulle désigne l'état décrit,
nous n'aurions pas à en parler ici, mais l'irrésolution et
la perplexité maladives qui dominent l'intelligence, se
reconnaissent aussi dans les actions. Le malade n'ose
plus rien faire sans prendre en même temps des pré-
cautions infinies. S'il écrit une lettre, il la relit plusieurs
fois, de peur d'avoir oublié quelque chose ou fait des
fautes d'orthographe. De la même façon, quand il ferme
sa chambre, il examine la serrure à plusieurs reprises,
sent la clef dans sa poche, s'assure que elle-ci n'a pas
de trou, etc.

Chez les personnes qui ont une haute éducation mu-
sicale, il peut survenir des obsessions musicales de contenu trivial, qui sont alors très pénibles. Parfois le besoin se fait sentir, de se représenter le doigté de mélodies difficiles à jouer. Les mélodies ne se laissent pas
chasser de la conscience par l'effort de la volonté, et

font à la personne dont il s'agit l'impression de quelque
chose d'importun, d'étranger.

Parfois aussi on trouve la crainte obsédante d'anéantir ou d'égarer quelque chose de précieux. Beaucoup
sont poursuivis par la crainte d'avoir jeté au feu ou balayé des lettres importantes, surtout des testaments.
D'autres ont peur d'égarer quelque chose de précieux
dans leurs cheveux, avec la poussière des habits.

Les plus graves sont les pensées obsédantes qui reçoivent l'idée d'un suicide ou même le meurtre d'un tiers.
Une jeune fille de 11 ans fut prise, après la mort de son
père nourricier, de l'obsession qu'elle devait tuer sa mère
nourricière. La fille, âgée de 14 ans, d'un cordonnier,
tomba dans une angoisse constante qui lui donnait sans
cesse l'idée du suicide, tantôt en se précipitant d'une
hauteur, tantôt en s'enfonçant un couteau dans le cœur,
tantôt en sautant dans l'eau. Un garçon de 15 ans, après
la mort de sa mère enlevée par la phtisie, tomba dans
une mélancolie profonde, avec obsessions de suicide, qui
le mettaient dans une grande inquiétude accompagnée de
crises violentes. Il sent venir l'accès et dit: «Voilà l'orage.» Les pensées de suicide sont toujours habillées
sous la forme impérative. Au chemin de fer, c'est: «Couche-
toi sur les rails!», au bord de l'eau: «Précipite-toi!».

D'autres appréhensions obsédantes ont un contenu
superstitieux. Les malades ont peur de certains objets,
mots, couleurs, nombres, ou croient provoquer un malheur par une action déterminée. Très originale aussi, la
peur des vêtements, malaise d'une vivacité extraordinaire
pendant l'habillement.

Tout récemment, l'«obsession de la rougeur» a beaucoup fait parler d'elle. Le professeur Bechterew, de St. Pétersbourg, en a raconté plusieurs cas.

L'un concerne un Américain de New-York, qui lui avait demandé conseil par lettre. Voici, traduite, la teneur de sa lettre:

J'apprends aujourd'hui par un article du Journal de New-York, tombé entre mes mains, que vous vous occupez de la rougeur maladive et de sa guérison. En votre qualité de bienfaiteur de l'humanité souffrante, vous m'excuserez de vous importuner avec cette lettre, mais la possibilité de se débarrasser de cette maladie, dont je souffre m'enhardit à vous adresser ces lignes. J'ai 34 ans, je suis marié et je mène une vie assez régulière. Je suis administrateur d'une grande entreprise de liqueurs. Enfant, j'ai peut-être rougi un peu trop facilement, mais seulement quand j'étais embarrassé; aujourd'hui je rougis dès que j'entre en société, par ex., au comptoir quand il y a beaucoup de monde, en chemin de fer, ou quand quelqu'un me regarde fixement, en général partout où je provoque l'attention de nombreuses personnes. Par suite, je me retire de la société, bien que ce ne soit pas toujours possible à cause des affaires. J'évite le plus possible dans mes affaires de visiter des maisons étrangères, bien que cela me cause grand dommage. Avec la peur de rougir, une grande société à table devient pour moi un véritable tourment. Invité dans une société, je cherche à faire mon entrée sans être remarqué, ou bien j'entre avec un autre invité, pour diviser l'attention. Chez mes parents, je n'ai pas remarqué de telle rougeur; ils étaient enclins aux congestions après un repas abondant et après l'absorption de spiritueux, et pourtant mes parents etmoi nous ne sommes pas des buveurs. J'ai observé que quand le temps était serein et l'air pur (mon pays, soit dit en passant, se trouve à une altitude de 700 mètres environ), je rougis moins que quand le temps est sombre et l'air mauvais; en prenant quelques verres de vin ou un peu d'eau-de-vie, je n'ai plus peur de mon mal et je suis alors confiant et amusant en société.

J'emploie maintenant souvent ce moyen quand je suis forcé de me trouver en société, mais dès le jour suivant mon état empire de nouveau. (Suit la demande de réponse et de conseils.)

Très souvent il existe une incapacité de regarder quelqu'un en face et le besoin de détourner la tête. Un cas très curieux de ce genre est rapporté par le docteur Cordes.

M. L., 32 ans, professeur dans un institut; svelte, mais les muscles robustes, les fonctions et les organes absolument sains, à la seule exception d'un estomac irritable, souffre déjà depuis quelques années d'accès intenses d'angoisse psychique. Chose intéressante, ils consistent en ce qu'il ne peut regarder personne en face, sans être saisi d'une peur mortelle; les pensées les plus terribles lui passent alors par la tête, poursuivent toutes les idées possibles, mais se réunissent en somme dans la pensée qu'il va lui arriver au même moment quelque chose de terrible, un malheur épouvantable, la mort, une apoplexie, une attaque de la part de la personne, honorable d'ailleurs, dont il s'agit, ou quelque autre chose de semblable; il est aussi envahi par la pensée que cette personne pourra le tenir pour mauvais, pour un criminel, etc. Cette peur mortelle est si intense qu'elle lui rend la vie entière très amère, qu'il en souhaite la fin (toutefois sans pensées de suicide), qu'il veut renoncer à sa vocation; les phénomènes somatiques se documentent par une face où se reflètent alternativement aux différents moments l'embarras, la crainte, l'épouvante, par une face qui pâlit, souvent se couvre de sueur, etc. Par suite de cette peur, le malade est naturellement fort sauvage, timide, aime la solitude, les bois épais, ne veut pas manger à table d'hôte et évite avec la plus grande circonspection de regarder quelqu'un en face, ce qui rend précisément ses manières embarrassées, d'autant plus frappantes pour un tiers, comme il le sent d'ailleurs lui-même. Bien qu'il sache à quel degré de peur il est réduit à l'aspect des yeux d'un de ses semblables, et que la peur de cette crainte ne disparaisse pas au moment de sa pensée, tout qu'il est avec des hommes il éprouve toujours le besoin de fixer le visage de la personne qui lui parle ; une force intérieure l'y pousse littéralement, et il lui est presque impossible de détourner son regard dans la conversation. S'il est agité, cela va mieux, l'alcool améliore aussi son état. La peur psychique apparaît moins quand il regarde des borgnes, ou quand les yeux de l'objet de sa fixation sont rapprochés, que quand ils sont écartés l'un de l'autre ; il regarde aussi plus facilement un seul œil. Ses inférieurs ou les personnes qui occupent un rang moins élevé dans la société lui font beaucoup moins peur que les autres.

Chez ce monsieur qui, d'ailleurs, à l'exception d'une dyspepsie nerveuse, est en parfaite santé, et fort bien doué au point de vue intellectuel — ce qui précisément le fait se chagriner autant de son mal étrange et invincible — il n'y avait dans tout l'organisme d'autre anamnèse que la suivante. Le malade souffrait d'une faiblesse des yeux, c'est-à-dire, d'une grande fatigabilité de la musculature de l'œil et de l'appareil d'accommodation ; l'acuité visuelle était normale, sans rien de remarquable sur le fond de l'œil, les pupilles étaient de grandeur égale, normale, la réaction pupillaire normale aussi ; au contraire, on reconnaissait distinctement un strabisme extrêmement faible sur l'œil gauche, par la paralysie du droit interne, qui n'allait pas encore jusqu'à former des images doubles. Le degré du strabisme variait, et la santé du malade me sembla l'influencer ; il y avait de moments où on ne le remarquait pas. Une douche oculaire de 16° aggrava la fatigabilité ; la galvanisation eut une influence favorable. Toutefois le malade ne suivit la cure prescrite qu'avec le plus grand desordre et quitta l'établissement après fort peu de temps, avec des traces d'amélioration pourtant. Malheureusement je n'ai plus jamais eu de nouvelles de ce cas, qui m'intéressait beaucoup.

Les états d'angoisse qui surviennent quand les malades se savent l'objet de l'attention générale, surtout dans les discours publics, les plaidoiries, les conférences,

semblent plus compréhensibles pour l'expérience saine,
dit Kräpelin. A ces états répond l'influence entravante
que l'embarras a coutume d'exercer partout sur la sûreté
des productions qui vont autrement avec la plus grande
facilité, ce sentiment d'évanouissement complet de toutes
pensées qui interrompt parfois subitement et de la façon
la plus pénible l'orateur non exercé au cours de son toast.

Ces malades ont à lutter contre les plus grandes
difficultés pour passer des examens. Ils ont beau connaître parfaitement les matières depuis longtemps peut-
être, la fièvre des examens les obliges à employer les
jours et les nuits de la façon la plus insensée à une dernière préparation; mais dès que le moment décisif est
venu, la peur devient si forte, qu'ils oublient toute autre
considération et se retirent subitement ou même partent
sans plus. Ainsi plus d'un jeune homme bien doué, mais
prédisposé, a échoué d'une façon en apparence incompréhensible, à l'écueil de l'angoisse maladive des examens.

(V. à ce sujet ma brochure «L'Attitude qui en impose». Prospectus gratuitement sur demande.)

Les craintes, les sentiments, les représentations et
les penchants obsédants sont dans la plupart des cas une
conséquence de la faiblesse nerveuse ou de l'hysterie,
par conséquent une expression de l'épuisement du système
nerveux. Le traitement en découle tout naturellement.

Tout d'abord le malade devra se tranquilliser entièrement sur la nature de son espèce particulière d'obsession.
Quelle qu'elle soit, il ne saurait le moins du monde être
question d'une menace ou d'un commencement de folie.

En voici pour preuve deux témoignages d'autorisés éminentes.

Le psychiatre Römer dit:

«L'obsession, même sous les formes les plus étranges, se distingue essentiellement des «illusions» du fou, en ce que le sens pour ce qui s'impose et ce qui est étranger se conserve ou au moins peut s'éveiller, et que les pensées étrangères, en dépit de toute la contrainte qu'elles exercent, ne peuvent fausser la vie personnelle. Cette conception favorable est encore justifiée par l'expérience qu'une obsession ne se change qu'exceptionnellement en illusion; au pourrait même dire que *l'existence d'obsessions protège plutôt de la folie.*»

Et le docteur Beard, le premier qui a décrit la neurasthénie comme maladie, dit aussi:

«Pour toutes ces différentes formes de peur maladive, peu importe le nom sous lequel elles soient connues et décrites, on peut appliquer les principes généraux suivants:

1. Ces sortes de peur maladive sont des symptômes de maladie fonctionnelle, *jamais ou rarement organique.* La présence d'un de ces symptômes suffirait déjà seule quand le diagnostic est douteux, pour dénommer la maladie.

Tandis que les symptômes hystériques et d'autres, neurasthéniques, s'observent plus ou moins fréquemment dans les maladies organiques, la peur maladive n'est pas constatable, d'après mes expériences, quand il y a des modifications de structure dans le cerveau ou la moelle épinière; cela est étrange, mais cela est vrai.

Elles manquent même dans les maladies mentales, excepté le cas où elles apparaissent comme hallucinations ou illusions des sens, et l'habitude de les désigner comme des formes de manie ou d'hallucination n'est pas basée sur des faits ou sur une observation exacte de ces cas. Je sais que présentement encore on place certaines formes de peur maladive sous la rubrique de la folie ou de la manie, même quand il n'y a pas d'illusion des sens ou hallucination. Quand le malade d'esprit est atteint de peur maladive de n'importe quelle sorte (ce qui arrive comme nous le savons tous), elle consiste en illusion des sens que l'on ne peut ôter de l'esprit du malade, et qui forme une partie d'autres hallucinations simultanées avec lesquelles elle est en harmonie. Mais dans tous les cas que j'ai cités, il n'existe point d'illusions des sens, d'hallucination. Le malade a bien conscience de son état, le connaît et désire en être débarrassé avec la même ardeur que s'il s'agissait d'une autre maladie, comme la migraine ou la fièvre, mais il est hors d'état de s'en affranchir jusqu'à ce que la faiblesse du cerveau, dont son état est la conséquence, ait cédé à l'hygiène, au temps et au traitement.

2. Ces symptômes peuvent apparaître subitement, parfois instantanément, et durer des mois et des années, bien qu'avec une force variable à différentes époques, tout comme les autres phénomènes de la cérébrasthénie avec lesquels ils vont souvent.

3. Ces accès de peur maladive surviennent très fréquemment, quoique pas toujours ni nécessairement, en tout ou en partie, comme conséquence de maladies du système génital.

Les excès sexuels, commis de façons naturelle ou

non, de même la continence prolongée et tourmentante, avec excitation sexuelle, chez les hommes, et diverses érosions ou dislocations et déchirures légères de l'utérus chez les femmes, telles sont les causes ordinaires de cette peur maladive, surtout chez les constitutions où prédomine la disposition nerveuse.

Cette peur peut durer longtemps après que les troubles locaux ont disparu. Elle suit sous ce rapport la loi des symptômes nerveux avec lesquels elle existe aussi souvent. Quelques-uns de ces malades sont anémiques, mais la majorité ne l'est pas, beaucoup sont de vrais modèles de force corporelle.

4. La peur maladive existe rarement seule; elle survient presque toujours en compagnie d'autres symptômes myélasthéniques ou cérébrasthéniques, dans la majorité des cas avec ces derniers, quoique les symptômes avec lesquels elle apparait soient dans certains cas insignifiants et ne se découvrent que par un examen attentif.

Parmi ces symptômes concomitants citons: mains suant à l'excès, rougeur volante au visage, sentiment de grand épuisement, insomnie, désespoir, douleurs lancinantes aux extrémités, pesanteur dans les cuisses et les membres, pupilles dilatées, crampes musculaires locales, excès d'urates et d'oxalates dans l'urine. Cependant tous ces symptômes ne se présentent que rarement en même temps et, comme on l'a dit déjà, nous voyons précisément la peur maladive très fréquemment chez des individus robustes, extrêmement capables de travail corporel et intellectuel, mais faibles comme des enfants en face de la peur maladive.

Un symptôme qui accompagne souvent la peur maladive est le vertige. Beaucoup des malades sont saisis de vertige — parfois de sensations anormales moins distinctes — quand ils s'approchent de l'objet de leur peur ou croient s'en approcher.» — —

Certaines formes gênantes d'obsession disparaissent immédiatement et facilement avec un verre de vin ou de bière ou un purgatif. D'autres malades se soulagent extraordinairement quand ils peuvent exprimer à une personne de leur entourage tous leurs sentiments, à supposer que cette personne y prenne part et ne récuse pas de suite les obsessions comme quelque chose d'insensé.

Comme les obsessions sont généralement des symptômes d'une faiblesse nerveuse déjà fort avancée, le traitement dans un sanatorium est tout particulièrement indiqué. Il donne dans la plupart des cas d'excellents résultats.

Ainsi, par ex., le docteur Cordes rapporte la guérison suivante:

M. Z., employé du gouvernement, 49 ans. Vigoureux et bien nourri, muscles fermes, ne porte pas son âge. S'est littéralement éreinté sous trois gouvernements et a dû travailler, surtout les dernières années, jusque tard dans la nuit; à côté de cela il n'a pas négligé les cafés. Depuis 24 ans (!) il n'est pas sorti de l'enceinte de sa petite ville de province. Son système nerveux, comme il dit, est devenu de plus en plus irritable et son médecin qui a diagnostiqué une stagnation du foie, dont il n'y a plus trace à son arrivée, l'a envoyé à Kissingen. Outre un service fatigant — l'empereur de Russie s'y trouvait justement — dont on ne pouvait le dispenser même là, il a bu du Ragoczi et cela l'a mis dans la plus grande surexcitation nerveuse. — A ce propos je mets instamment en garde d'envoyer les malades avec faiblesse irritable aux thermes contenant du sel de

Glauber, qui exercent chaque fois une action aggravante, précisément parce que l'excitation qui part de l'intestin et de l'estomac est déjà délétère pour ces états. J'ai chaque année l'occasion de recevoir de Karlsbad, Marienbad, Kissingen, etc., des malades dont l'éréthisme a été aggravé au plus haut degré par la cure de l'endroit. — Outre une légère inappétence, une langue un peu chargée, et un estomac sensible, mais fort peu, à la pression, on ne remarque pas objectivement d'autre symptôme pathologique. Les indications subjectives du malade, fermement convaincu qu'il marche rapidement à sa fin, n'en sont que plus variées. Le rôle principal, dans ses récits, revient à la diminution des forces, aux palpitations, aux tremblements, aux sentiments d'angoisse. Il veut n'avoir remarqué la diminution des forces qu'à Kissingen (depuis quelques semaines), et elle n'est pas non plus régulière; par moments il marche bien et loin, à d'autres époques il est totalement fatigué et épuisé après quelques centaines de pas. Des palpitations avec tremblement et peur le prennent toujours quand il est au milieu d'autres hommes, et il les fuit de plus en plus depuis quelque temps, tandis qu'auparavant il passait pour l'idéal du joyeux compagnon. Le tremblement, tremor, s'étend au bras droit tout entier; dès qu'il le lève et veut le tenir quelques moments étendu, ou qu'il veut soulever quelque chose de lourd, il se met à trembler. Le tremblement devient plus fort quand il soit que l'attention d'autres personnes s'y attache, par ex., quand il veut me le montrer. Le tremblement dans les jambes et aussi parfois un tremblement de tout le corps surviennent à des moments très différents, souvent tout à fait subitement, surtout quand il est obligé de se trouver en société nombreuse, quand il a quelque chose d'important à faire près de ses supérieurs, ou quand il avait à parler assez longtemps debout avec les personnes du service de l'empereur — qui lui étaient jusqu'alors inconnues. Il est pris alors du plus haut degré de peur psychique, il ne sait plus du tout ce qu'il fait, il se sent atteint de vertige, il voit noir devant ses yeux, il n'a plus qu'une pensée: fuir d'ici. Ce tremblement et cette peur n'arrivent pas toujours; pourquoi les ressent-il une fois et pas une autre? il n'en sait rien. Dans ses promenades à Kissingen aussi, quand il se trouvait dans une région qu'il ne connaissait pas encore, ce sentiment — toujours appelé crise — apparaissait. Dans sa ville natale il n'avait pas eu ce sentiment d'une façon aussi intense, mais il s'était pourtant déjà trouvé très inquiet au milieu d'autres hommes. Il me supplie de ne pas le faire manger à table d'hôte et invente toutes les raisons possibles pour m'empêcher de regarder son manger dans sa chambre particulière. Comme je le fais pourtant, il tremble en portant la cuiller à sa bouche, au point qu'il renverse tout et se trouve obligé de pencher fortement la tête pour réduire le plus possible la distance qui sépare l'assiette de sa bouche. Quand je n'y suis pas, il peut manger très bien. Il en était de même quand il s'agissait d'écrire. Se savait-il observé par quelqu'un, il tremblait au point que son écriture devenait illisible. Pour lui, il écrivait, surtout les choses qui l'intéressaient, tout à fait bien. Le vin et la bière avaient toujours une influence salutaire sur son tremblement et sa peur. A Kissingen il y avait souvent eu recours. Pour ne pas arriver dans des régions inconnues, il fait seulement au début le tour de la maison, de très près. L'indication que son bras droit, qui tremblait le plus, était légèrement enflé et lui faisait mal chaque matin depuis des années, m'amena à l'observer dans son sommeil, et il en résulta qu'il avait l'habitude de placer ce bras sous sa nuque et sa tête; je dus donner une forme particulière à son lit, en le rembourrant, pour l'en empêcher, et lui faire perdre cette habitude, dont il n'avait pas conscience, après quoi l'enflure disparut. Il ne résulta de l'anamnèse, autre ce qui a été mentionné, à savoir que le Ragoczi avait aggravé son état, absolument rien de remarquable, et même qu'il n'avait jamais été sérieusement malade dans sa vie. Nulle part de paralysie. Mal de tête tout à fait insignifiant. Sommeil rélativement bon et troublé seulement quelque peu dans les derniers temps. Toutes les sécrétions et excrétions normales.

Diagnostic: Faiblesse nerveuse irritable avec peur psychique, gastricisme faible. Traitement: au début frictions, demi-bains tièdes, plus tard froids, pour finir bains à lames, diète fortifiante.

— L'amélioration fut dans ce cas d'une rapidité extraordinaire et je pus le renvoyer à son service après six semaines. Les sentiments d'angoisse disparurent particulièrement vite, tandis que le tremblement apparut encore assez longtemps, même sans que ceux-là fussent prononcés. Quand je le revis trois mois après, il ne se plaignait plus de rien, mais il avait réduit son travail d'une façon sensible.

Il ne faudrait pas croire que les obsessions ne se laissent pas combattre par une cure chez soi et sans interrompre ses occupations professionnelles. Au contraire, on y arrive très bien par les exercices suivants.

28ième exercice de volonté.

Vous exécutez la cure prescrite (page 66—86) pour les neurasthéniques.

Seulement une modification. Dès la première semaine, vous remplissez le temps libre d'occupations par la lecture humoristique, des études de langues, la culture de fleurs, la photographie, la peinture, la musique.

Les trois premières semaines de cette cure terminées commence le

29ième exercice de volonté.

Vous combattez vos craintes, vos représentations, vos penchants obsédants, en commençant par le petit pour monter graduellement.

Avec le grand nombre d'obsessions différentes, il est impossible de donner des prescriptions spéciales pour chacune en particulier. Ici chacun doit se faire son plan. Je citerai pourtant comme exemple les exercices de volonté qui, d'après le docteur Löwenfeld, ont été reconnus les plus efficaces pour la guérison de la peur obsédante la plus connue et la plus répandue, l'agoraphobie.

Dans la grande majorité des cas où le malade se laisse décider par des exhortations à franchir les places, rues, etc., qui provoquent sa terreur, cela ne peut avoir lieu qu'avec de grands tourments et un effort de volonté énorme. Ce travail épuise le malade pour longtemps et ne lui sert absolument à rien, comme je m'en suis convaincu dans une série de cas; à chaque nouvelle tentative la peur revient avec une intensité égale, et c'est pourquoi je suis revenu depuis longtemps déjà d'obtenir dans ce cas des malades une continuation de cette torture personnelle. Quand le malade ne se laisse pas amener par l'explication de son mal et des prières énergiques à franchir des places, rues, etc., ou ne le fait qu'avec des difficultés considérables, nous recommandons une certaine gymnastique psychique, qui l'amène bientôt à exécuter sans hésitation ce qui lui semblait impossible au début ou ne réussissait qu'avec peine. Il faut commencer ici par de petites exigences, modestes, pour ainsi dire, en partant du bord. On recommande au malade de se mouvoir d'abord dans les rues qui lui causent peu de difficulté et de se tenir à la périphérie pour les places libres. Quand il l'a fait quelque temps, et qu'il a appris à employer avec succès sa volonté contre les accès de peur qui surgissent, on l'amène à essayer de franchir des rues plus difficiles (plus larges) et, quand cela a réussi sans trop de difficulté, à passer à la traversée de grandes places libres. Chez les malades qui se sont habitués à ne pas sortir sans compagnie, la personne qui les accompagne se tiendra d'abord dans la rue à une faible distance du malade; cette distance devient graduellement plus grande, on laissera ensuite le malade faire de courts trajets seul, ou limitera l'accompagnement à certains chemins particulièrement difficiles et finalement l'accompagnement devra cesser tout à fait quand il sortira.

Le cyclisme rend des *services éminents* contre l'agoraphobie. Si auparavant la traversée d'une chaussée animée provoquait de l'inquiétude et même de l'angoisse et des tremblements, on apprend bientôt à se mouvoir avec une sûreté surprenante sur le cycle dans les grandes places. Mais il est bon ici, vu l'épuisement général du système nerveux, d'employer tout *d'abord le tricycle*, car le balancement de la bicyclette provoque facilement de l'angoisse et de l'émotion. Une autre règle importante est qu'on peut aller trop vite, mais jamais trop lentement. On ne pourra pas se promettre de succès particulier en maltraitant sur la bicyclette ses nerfs avec des boissons alcooliques. Le moment qui se prête le mieux au cyclisme, surtout en été, ce sont les premières heures du matin. Les promenades du soir peuvent aisément amener un sommeil agité par suite de l'augmentation du mouvement du sang. On se mettra donc de bonne heure au lit et on se lèvera assez tôt pour avoir encore le temps de se reposer une petite demi-heure sur le sopha après l'exercice, qui pourra durer au début une demi-heure à une heure.

*Encore une fois, je souligne que l'agoraphobie, comme toutes les autres obsessions, est l'expression et le fruit d'un épuisement du système nerveux et qu'***aucune mesure ne peut être utile si la faiblesse nerveuse n'a pas été éloignée par une cure de repos (comme elle**

est décrite page 66—86). *Dans la plupart des cas, l'obsession disparaît d'elle-même avec la faiblesse nerveuse.*

Pour toutes les autres obsessions on emploiera pour les combattre des moyens semblables à ceux de l'agoraphobie.

Surtout le malade devra se convaincre intimement, du plus profond de son âme, que toutes les représentations et tous les sentiments obsédants ne sont pas les signes d'une folie ou d'une mort imminentes, mais de purs troubles psycho-intellectuels, des sentiments maladifs. En tout cas le malade doit appeler à son secours des images opposées, des autosuggestions contraires. De même qu'on peut chasser entièrement le désir incongru d'une femme déterminée par une image de dégoût (par ex., qu'elle a justement ses règles), le neurasthénique peureux s'imprimera des contre-représentations efficaces.

Celui qui souffre, par ex., de la peur de rougir ou d'autres appréhensions obsédantes, quand il sait que l'attention générale est dirigée sur lui — doit détourner son attention du public par la force. Il ne doit pas voir le jeu muet de la curiosité ou intercepter le regard scrutateur dirigé sur lui, et pour cela il est bon, au moins au début, de bien fixer un objet ou un visage ami déterminés, et d'y rester jusqu'à ce qu'il se soit produit une certaine accommodation.

Je connais toute une série de neurasthéniques peureux qui savent franchir les écueils qui les menacent en portant dans le creux de la main un petit miroir. En cas d'anthropophobie ou d'embarras imminent, ils dirigent leurs pensées sur le miroir et les maintiennent en rapport avec celui-ci tant que l'impression intellectuelle agit d'une façon gênante et désagréable sur leur humeur.

Les remèdes pour combattre les crises d'angoisse sont avant tout les sels de brome, qui toutefois n'agissent que quand ils sont pris à temps avant l'explosion de la crise d'angoisse. Malheureusement, pour des raisons faciles à concevoir, on est obligé de mettre en garde contre les injections de morphine, qui agissent le plus vite et le plus efficacement. Souvent des gouttes de valériane ou de camphre font du bien au malade, parfois l'irritation de la muqueuse nasale par de sels volatils ou de huile de menthe agit favorablement pendant la crise. Dans un grand nombre de cas les spiritueux, surtout le grog chaud, ont un succès très décidé. C'est une expérience que les malades font généralement eux-mêmes et qui malheureusement fait de tant d'entre eux des buveurs. Dans le nombre, peu élevé, il est vrai, des buveurs par habitude soignés par le docteur Hecker dans son institut, durant les dix dernières années, près de la moitié avaient été amenés par les crises d'angoisse à l'ivrognerie. C'est là un fait très important.

En ce qui concerne le traitement général des cas avec états d'angoisse neurasthénique, je voudrais encore faire remarquer que j'attache une grande importance à une nourriture variée, aussi peu excitante que possible (de préférence plus de légumes et de mets de farine et moins de viande), ainsi qu'à l'éloignement des fortes excitations de la peau et de l'intestin. A la suite de mes expériences, je dois mettre en garde contre l'application étendue de l'eau froide et le frottement fort de la peau. Aussi les frictions froides du corps entier, si à la mode, sont supprimées, tandis que les lotions partielles m'ont souvent semblé très salutaires. De même j'ai appris à craindre depuis des années pour mes malades de la peur les purgatifs drastiques et surtout les salins.

Pour les malades qui souffrent de sensations nerveuses cardiaques, d'arrêts du pouls, puis d'accès de vertige et de sentiment d'évanouissement, d'apoplexie, je recommande de prendre des tablettes de kola.

Mais le plus important est que les malades dont il s'agit *aient toujours sur eux* ces derniers médicaments, surtout quand ils ont servi une fois. Ils *tranquillisent* alors les malades comme pas un autre et ont l'effet d'une véritable amulette.

Le professeur Binswanger raconte l'histoire d'un officier, souffrant de sensations de vertige et de crainte de la mort, qui était pris à chaque grande manœuvre de la peur angoissante qu'un tel accès pût revenir. Quand il eut réussi une fois à combattre un accès semblable en prenant quelques tablettes de kola, il lui suffit dès lors d'avoir cette préparation sur lui dans les grandes manœuvres et dans les marches. Un accès de faiblesse semblable ne revint qu'une fois où il avait oublié de prendre son remède avec lui et s'en était aperçu.

Quand toutes les mesures indiquées jusqu'à présent restent sans effet, il faut absolument avoir recours au traitement hypnotique. Dans beaucoup de cas il fait vraiment des merveilles. Citons quelques exemples:

Le docteur Löwenfeld raconte: «J'avais poussé un malade par la simple persuasion (sans hypnose), à franchir un pont qu'il avait toujours évité. Ce faisant, il fut pris d'une crise d'angoisse grave qui l'amena à me déclarer qu'il n'irait plus sur ce pont pour rien au monde. Sur cette déclaration, je l'endors et lui suggère que le lendemain il aura le désir d'aller sur le pont en question, qu'il satisfera ce désir et franchira le pont sans hésitation. Ces suggestions se réalisèrent aussi ponctuellement. Cependant le malade ne soupçonnait pas, comme je le constatai après, qu'il était sous l'influence des suggestions; il croyait avoir entrepris ce passage du pont de son propre mouvement.»

Le docteur Moll raconte un autre cas de gúerison d'agoraphobie.

H., 36 ans. La mère du malade souffre de migraine, ainsi que plusieurs frères et sœurs du malade. Depuis sa 21ième année il se plaint d'un certain malaise quand il franchit de grandes places libres. Ce malaise a augmenté de plus en plus depuis et, au cours de quelques années, a amené le malade à ne plus pouvoir traverser de places libres. Quand il a fait quelques pas vers le milieu de la place, il est pris d'un tremblement avec sentiments de vertige, il voit noir devant ses yeux, la sueur apparaît et il est obligé de reculer. Comme c'est ordinairement le cas chez ces malades, il peut traverser la place en compagnie d'une autre personne, non adulte même, et il peut aussi très bien pervenir de l'autre côté de la place par un détour, par ex., en suivant les maisons. Son état est resté presque stationnaire. De nombreuses méthodes de traitement, différentes cures d'eau froide, etc., avaient été inutiles. La suggestion hypnotique amena déjà après trois séances une amélioration fort sensible. Le malade était déjà en état de franchir de petites places et l'amélioration augmenta au cours des séances suivantes au point que le malade peut enfin franchir aussi de grandes places sans être accompagné. L'amélioration dure maintenant depuis neuf mois environ.

Madame S., de Munich, souffrait dépuis 4 ans environ de la forme particulière des actions et gênes obsédantes qui se rattachent à la neurasthénie et dont Legrand du Saulle a décrit un groupe à part sous le nom de maladie du doute avec délire du toucher. La maladie arriva graduellement avec différentes oscillations, à son degré actuel. Elle commença avec le penchant maladif à se laver fréquemment et sans nécessité. Puis la malade fut prise de l'inquiétude obsédante qu'elle n'avait pas fermé comme il faut les portes et les fenêtres, en sorte qu'elle était obligée de regarder sans cesse et d'examiner la serrure. Puis les obsessions psychiques s'étendirent à sa toilette. Elle ressentit tout d'abord en mettant son jupon une certaine difficulté, une gêne, qui s'étendirent peu à peu à tous les habits. Elle avait en même temps l'obsession angoissante qu'elle mettait ces choses à l'envers, ou pas comme il fallait, de telle sorte qu'elle les perdrait. La malade vint le 2 sept. 1890 dans mon institut. La conscience parfaitement claire, c'était une femme intelligente. Elle voyait très bien sa maladie et s'affligeait profondément de son état qui la tourmentait. Dès le premier matin, j'eus l'occasion de l'observer. Quand elle se fut tourmentée en vain deux heures pour sa toilette, elle dut me faire appeler. Je pus alors l'observer, dans une angoisse extrêmement rapide, mettant et ôtant ses vêtements, pour finir par se jeter avec désespoir sur une chaise, épuisée par les efforts inutiles pour y arriver. Les exhortations assidues, la sévérité et l'éducation psychique ne donnèrent pendant les trois premières semaines de son séjour qu'un résultat très insuffisant et un matin je la trouvai au lit, désespérée et toute en pleurs. Après s'être tourmentée deux heures, elle s'était recouchée et elle me déclara ne plus vouloir se lever. Je me décidai alors à essayer l'hypnose, car j'avais vu les succès remarquables du traitement hypnotique peu de temps auparavant à Leipzig, chez le docteur de Voigt. Le sommeil arriva avec une facilité surprenante, et je suggérai alors à la malade qu'elle n'éprouverait plus de peur en s'habillant, qu'elle mettrait ses vêtements sans hésitation et une demi-heure après, exactement, entrerait dans mon cabinet en me disant: Monsieur le docteur, je suis guérie! — J'éveillai la malade de l'hypnose et j'appris alors d'elle qu'elle était libre de toute peur et qu'elle **avait** le courage de s'habiller seule. Bref, une demi-heure après elle entra dans mon cabinet avec les paroles suggérées, entièrement habillée. Je l'hypnotisai encore, sans attendre de rechute, tous les jours pendant quatre semaines. Ensuite elle retourna gaie et heureuse dans son pays et autant que je sache, elle est restée bien portante jusqu'à présent.

Docteur Hecker.

VII.

Les maladies de la volonté.

———

Pour notre but pratique, outre les maladies de la volonté déjà décrites, nous n'avons plus à considérer que deux formes. L'une est un vouloir exagéré, excessif; l'autre un affaiblissement dans lequel la volonté ou bien ne réussit pas, ou tout au moins demeure hésitante inconstante et sans effet.

Cette dernière sorte est généralement comme sous le nom d'hystérie. Le docteur Huchard en a tracé un tableau excellent.

Un des premiers signes de son caractère est la mobilité. De jour en jour, d'heure en heure et même de minute en minute, les malades passent avec une rapidité incroyable de la joie à la tristesse, du rire aux pleurs; ils sont versatiles, fantasques ou capricieux; à certains moments ils déploient une loquacité étonnante, pour devenir ensuite sombres et renfermés et se taire tout à fait ou persister dans un état de rêverie ou d'abattement intellectuel. Ils éprouvent à ces moments un sentiment indéterminé et indéfinissable de tristesse, ils ressentent une pression dans la région de l'estomac, leur gosier se contracte spasmodiquement et il leur semble qu'une boule leur monte de l'estomac à la gorge; ils éclatent en sanglots ou vont, pour bien pleurer, dans des endroits solitaires, où ils se sentent sans cesse attirés à nouveau. A d'autres moments, au contraire, ils éclatent subitement et sans motif raisonnable en un rire démesuré. Ils se conduisent, dit Richet, comme des enfants qui peuvent rire de la façon la plus cordiale avec des larmes de chagrin aux yeux.

Leur caractère change comme les images d'un kaléidoscope, et Sydenham a pu dire, avec raison, que ce qu'il y a de plus constant chez eux c'est leur inconstance. Etaient-ils joyeux et aimables hier, ils sont aujourd'hui mal disposés, sensibles et enclins à la colère; rien ne les intéresse, tout leur paraît ennuyeux. Aujourd'hui ils ressentent la plus grande antipathie pour une personne qu'ils ont aimée et estimée hier, ou bien ils manifestent une préférence incompréhensible pour une autre personne quelconque . . .

Parfois leur sensibilité est accrue par les causes les plus insignifiantes, tandis qu'elle échappe presque, en même temps, aux événements les plus alarmants. Ils semblent presque indifférents, insensibles même à la nouvelle d'un malheur réel, tandis qu'ils voient une offense dans la plaisanterie la plus innocente, versent des torrents de larmes et sont au désespoir pour un malentendu insignifiant. Cette «ataxie morale» se manifeste chez eux même aux moments où leurs intérêts les plus importants sont en jeu: ainsi une femme hystérique montre la plus grande indifférance pour les vilains tours de son mari; une autre n'est pas émue le moins du monde par un danger qui menace toute sa fortune. Elles sont, comme dit Moreau, de Tours, tour à tour douces et violentes, bienfaisantes et cruelles, puis sensibles à l'excès aux impressions, rarement maîtresses de leurs premiers mouvements et incapables de lutter contre les impulsions les plus contradictoires; elles présentent un défaut d'équilibre entre les hautes facultés morales, la volonté et la conscience d'une part, et les facultés inférieures, les instincts, les passions et les désirs, de l'autre.

Cette mobilité excessive dans l'état d'esprit et dans l'humeur des femmes hystériques, l'inconstance de leur caractère, le défaut d'ordre fixe et l'instabilité dans leurs idées et leurs volitions, tout ceci nous fait comprendre pourquoi elles sont incapables de concentrer longtemps leur attention sur une lecture, une étude ou un autre travail quelconque.

Les modifications décrites s'accomplissent toutes avec la plus grande rapidité. Sans doute, chez les femmes hystériques, les impulsions ne sont pas entièrement soustraites au contrôle de l'intelligence, comme chez les épileptiques; mais les actes suivent aussi chez elles les impulsions avec une grande vivacité. De là leurs colères et leurs manifestations d'indignation subites, les accès souvent tout à fait irréfléchis d'enthousiasme, les états à demi insensés de désespoir, les explosions de joie aussi folles, les accès de tendresse et d'émotion subite et les transports impétueux, où elles tapent des pieds comme les petits enfants, brisent les meubles et ont une envie irrésistible de frapper . . .

Les femmes hystériques sont dans une excitation

constante et toujours sous la domination des passions. On comprend presque toutes les modalités de leur caractère et de leur état d'esprit quand on dit qu'elles ne *savent* pas vouloir, ne *peuvent* pas vouloir et ne *veulent* pas vouloir. Leur volonté est toujours chancelante et impuissante, son équilibre est sans cesse dérangé et tourne comme une girouette au moindre souffle. De là, chez les femmes hystériques, cette mobilité et cette inconstance, cette variabilité, leurs idées et leurs inclinations personnelles.

La guérison de l'hystérie s'obtient exactement par les mêmes cures que la guérison de la faiblesse nerveuse. **Il faut donc dans tous les cas exécuter les prescriptions sus mentionnées (page 66—86).**

Aussi bien la neurasthénie, l'hystérie et la simple nervosité ont les mêmes phénomènes pour fondement: diminution de la productivité et augmentation de l'irritabilité dans le domaine du système nerveux. L'hystérie et la neurasthénie se laissent donc désigner toutes deux, avec la nervosité, comme des états de faiblesse nerveuse et doivent être traitées en conséquence.

La croyance fort répandue autrefois que dans les états neurasthéniques et hystériques des femmes, joints à des maux du bas-ventre, il suffit d'un traitement local de ceux-ci pour ramener le système nerveux à son état normal, cette croyance a dû être abandonnée aujourd'hui par la plupart des gynécologues. *«La disposition innée, dit le gynécologue Rheinstädter, de Cologne, le genre de vie, l'éducation et les influences psychiques (surmenage intellectuel, peur, soucis et chagrins) ont pour l'origine de la nervosité féminine une importance bien plus grande que les affections des organes sexuels»* et d'autres gynécologues s'expriment dans le même sens. Même dans les cas où c'est le mal sexuel, seul ou uni à d'autres lésions, qui a provoqué le développement des troubles dans le domaine nerveux, le traitement des organes sexuels n'est pas nécessaire ni même à conseiller dans tous les cas. L'expérience montre que chez nombre de femmes, surtout chez les vierges, l'examen génital le plus prudent et, plus encore, l'exécution d'un traitement local, amènent des excitations psychiques (en partie aussi sexuelles-sensuelles) intenses, qui entraînent décidément plus d'inconvénients par leur influence sur le système nerveux que la maladie sexuelle que l'on cherche à écarter. Il se trouve en particulier que le traitement continu d'affections insignifiantes est souvent décidément nuisible, ainsi que le fait ressortir aussi. (Gnauk.)

L'éminent gynécologue anglais Playfair dit aussi très justement à ce sujet: «Si l'origine de l'état nerveux est très fréquemment en rapport étroit avec les affections de la matrice, il n'en a pas moins, dans un grand nombre de cas que j'ai vus, éclipsé complètement le mal local originel. Et en vérité je ne sais pas si je ne dois pas faire en toute sincérité l'aveu, quelque peu humiliant, qu'un traitement local démesuré et inintelligent, à mon avis au moins, a aggravé et entretenu dans beaucoup de cas le mal neurasthénique qui prédomine maintenant, comme dans un cas soumis à mon traitement, tandis que j'écris ceci, et où l'on pourrait dire que la malade souffre de pessaires dans le cerveau — tant elle pense toujours à l'un on à l'autre des 79 différents instruments qu'on lui a introduits durant les dernières années en Amérique ou ici.»

Le seul traitement efficace de l'hystérie est le traitement *hypnotique, suggestif*. Aussi bien l'hystérie est le domaine principal de cette méthode de traitement. La suggestion agit en particulier d'une façon vraiment merveilleuse dans les accès hystériques.

Amanda J., 18 ans, domestique. Une nuit du printemps de 1885 on m'appelle pour cette jeune fille dans une famille dont je suis le médecin. La malade souffrait de crises hystériques, le tronc et les membres étaient secoués par des mouvements violents, elle s'asseyait, se rejetait vite en arrière, étentant et fléchissant les jambes de ci de là, tandis que le corps se jetait d'un côté sur l'autre. Elle déployait une force telle que trois personnes présentes pouvaient à peine la tenir; elle jetait la tête en arrière, les paupières étaient fermées, le visage un peu rougi, les ailes du nez tremblaient, les traits du visage n'étaient pas contractés, les mâchoires étaient fermées, mais pas spasmodiquement; dès que ses mains étaient libres, elle déchirait la chemise qui couvrait sa poitrine; parfois elle portrait les mains à sa gorge comme si elle voulait extraire quelque chose. Pendant tout ce temps elle respirait vite et irrégulièrement. Puis elle se calma, mais bientôt la même scène se renouvela, les mêmes mouvements convulsifs reparurent, suivis de repos, et enfin de gémissements et de pleurs. Je me souviens très vivement de cette scène. Il ne pouvait régner le moindre doute sur la nature de la maladie: c'était une explosion d'hystérie. Ces accès revenant fréquemment, plusieurs fois la semaine parfois, les maîtres qui n'avaient pris la jeune fille à leur service que par pitié, ne la gardèrent pas plus longtemps, et on l'envoya à l'hôpital. En visitant cette famille au printemps de 1887, je demandai des nouvelles de la jeune fille et j'appris que ses crises continuaient et qu'elle avait été plusieurs fois à l'hôpital, où on l'avait déclarée incurable. Plus tard j'appris qu'elle était sans ouvrage depuis un an et vivait dans une misère extrême. Convaincu que l'hypnotisme la guérirait, je demandai qu'on m'envoyât la jeune fille. A sa première visite, le 23 mars 1887, elle était pâle et maigre et avait, outre ses accès ordinaires, une angine phlegmoneuse du côté droit. Hypnotisée, elle tomba bientôt dans un somnambulisme profond et devint entièrement anesthésique. Je lui ordonnai de se lever, de se placer sur une chaise et d'ouvrir la bouche, où je fis une incision dans l'amygdale, puis elle se gargarisa avec de l'eau, le tout en dormant. Elle put ensuite se coucher comme auparavant et ne se rappela pas au réveil l'opération que j'avais pratiquée. Elle eut de l'eau pour se gargariser, avec l'ordre de revenir le lendemain. La gorge allait beaucoup mieux et, quand elle eut encore été hypnotisée à nouveau, elle reçut la suggestion concernant les crises. Le succès fut si heureux qu'après 15 jours de traitement, jusqu'au 10 mars 1889, où je la vis pour la dernière fois, elle n'avait pas eu d'accès. Dès fin juin elle peut accepter une place, qu'elle n'a pas quittée depuis. Son embonpoint a augmenté et elle est en parfaite santé. Personne à la vue de son visage, maintenant florissant et sain, ne supposerait l'être pâle et miné qui s'était montré à moi au printemps. Elle peut maintenant laver et faire tous les travaux d'une domestique. Docteur Wetterstrand.

Anna A., 26 ans, mariée. La malade vient me voir le 15 février 1889, disant qu'elle avait des accès depuis août 1888, parfois plusieurs dans une journée. Je n'eus jamais l'occasion de voir ces accès qu'elle me décrivit elle-même, ainsi qu'une parente qui l'accompagnait. Ils ressemblaient essentiellement aux accès décrits plus haut, mais ils me paraissaient moins étendus et moins violents. Cette jeune femme à la mine pâle n'est pas maigre, elle a plutôt de l'embonpoint et une constitution vigoureuse. Elle prétend n'avoir jamais été malade comme jeune fille. Les accès qu'elle semble redouter beaucoup apparurent pour la première fois après une scène de ménage avec son mari et continuèrent tout l'automne et tout l'hiver sans qu'aucun médicament ait exercé la moindre influence. Après la troisième séance elle devint somnambule. Sur la question que je lui adressai pendant le sommeil, quand les accès cesseraient, elle répondit: «Le 27 février». Ceci se réalisa aussi, et elle n'a plus eu d'accès jusqu'à présent (février 1890). Cette réponse indiquant l'époque où la maladie cessa en effet, ne doit par naturellement être prise pour une sorte de prédiction, mais comme une autosuggestion inconsciente.   Docteur Wetterstrand.

Mademoiselle K. Sch., malade de MM. les docteurs Blumers-Pfeddersheim et Gergen-Heidelberg, hystérique, paralysée des deux jambes depuis 8 mois environ, se fait soigner par moi cet été. Un traitement faradique et psychique approprié, à la maison, avait déjà rendu aux jambes assez de mobilité pour que la malade pût se tenir debout quelque temps et faire quelques pas dans la chambre, soutenue des deux côtés. Grâce au traitement électrique continué ici dans l'établissement, et à l'hypnose, la malade fut en état, au bout de 15 jours, de marcher plusieurs fois de long en large dans sa chambre, sans soutien. L'amélioration fit alors des progrès satisfaisants. Cette malade souffrait après chaque émotion de l'âme ou chaque effort corporel, de crampes avec aspirations hâtives. Les accès, où la malade gisait les yeux fermés, avaient généralement duré deux heures pleines, l'accès le plus court une demi-heure. — Quand je pus observer le premier accès, je commençai de suite l'assoupissement hypnotique et suggérai en paroles sévères la cessation immédiate des crampes et le ralentissement de la respiration. En 2—3 minutes au maximum l'accès entier était éloigné. J'ai obtenu exactement le même résultat dans un grand nombre de cas particuliers pour lesquels on m'avait fait appeler. Deux accès, où je ne pouvais être présent, durèrent plus d'une heure. — Le grand sentiment de faiblesse, qui durait autrement des jours après les accès prononcés, n'apparut pas après leur suppression hypnotique. — En outre, les accès devinrent sensiblement plus rares, et se réduisirent de 6—7 à 1—2 par semaine. Malheureusement la malade s'obstina à quitter mon établissement trop tôt, malgré mon conseil. Les accès redeviennent de plus en plus fréquents à la maison, et la malade a de nouveau réclamé mes soins. En ce moment j'ai fort à faire avec une autosuggestion d'elle. On lui a dit en effet à la maison que je n'ai pas fait disparaître les accès du tout, qu'ils ont continué intérieurement et duré certainement aussi deux heures. Bien qu'elle n'y croie pas, cette pensée exerce une influence entravante sur la suggestion.

Docteur Hecker.

L'accroissement excessif de la volonté, la contorsion maladive de l'énergie à l'infini, sont caractéristiques pour le ramollissement cérébral, la paralysie progressive. Cette maladie est extraordinairement fréquente, mais n'en est pas moins très souvent méconnue et devient ainsi une source de grands malheurs.

Le mal commence dans ses premiers symptômes — et ils ont pour la médecine légale la plus grande importance — par une modification graduelle du caractère, une faiblesse intellectuelle et le manque de jugement. Les idées de la convenance et des mœrs se relâchent, on néglige ses affaires et sa profession. Le malade commet des déloyautes incompréhensibles, telles que fraude, banqueroute frauduleuse, faux en écriture.

Bientôt apparaît la folie des grandeurs, la «mégalomanie», surtout comme par l'image clinique de la dementia paralytica, qui a déterminé la désignation populaire du mal tout entier. Son contenu comprend toutes les connaissances du malade, sa productivité corporelle et intellectuelle, sa science, sa position extérieure, son bien, son avenir. Tout d'abord les idées de grandeur se tiennent peut-être encore dans le domaine du conce-

vable et du possible, et font l'impression de fanfaron-
nades puériles. Le malade se sent plus vigoureux que
jamais, est fort bien conservé, très instruit, comprend
beaucoup de langues, quand bien même il ne pourrait
les parler sur le moment à cause des dents qui lui manquent; il a des filles d'une beauté rémarquable. Il fait
d'excellents poèmes, a une voix distinguée, de hautes
relations, des vues magnifiques, il ne fréquente que des
gens choisis; il est très bien vu, peut faire tous les
jours les meilleurs partis, jouit d'une très haute considération. Les affaires vont admirablement et rapportent
un beau bénéfice; il les agrandira considérablement, éta-
blira partout des succursales, gagnera le gros lot, fera
d'importantes découvertes, tiendra des conférences publiques, écrira un livre qui fera le plus grand bruit et lui
rapportera des sommes importantes; il se construira un
château, entreprendra de grands voyages, deviendra dé-
puté, fera de brillants discours et sera sans doute bientôt nomme ministre; il a un héritage immense en per-
spective. A l'école, comme à différentes universités, il
a étonné ses professeurs par ses dispositions, obtenu
quantité de prix, il est maître-ès-arts; il est le favori
des dames; il a fait à la guerre des miracles de bra-
voure, décidé plusieurs fois de la victoire par son intervention personnelle, rencontré des aventures extrêmement remarquables dans de grands voyages, a été à
plusieurs reprises en grand danger de mort à laquelle
il a toujours échappé par sa force et sa prudence iuouies.
(Kräpelin.)

Dès maintenant l'importante faiblesse psychique du

malade n'apparaît que trop destinctement dans le décousu contradictoire de son aveuglement, dans la confiance étonnante avec laquelle il construit ses châteaux de cartes, et dans le défaut de jugement pour les objections qui sautent aux yeux. Un pauvre secrétaire de mairie racontait triomphalement qu'il réclamerait 1000 roubles d'indemnité pour chaque journée de séjour dans l'institut et vivrait ensuite avec magnificence et joyeusement de l'argent reçu. D'autres se grisent par le projet de vendre dorénavant toutes leurs marchandises avec 50% de bénéfice ou de se rendre acquéreurs de tous les billets de loterie pour que le gros lot ne puisse leur échapper.

En règle générale, l'absurdité et le caractère aventureux de la folie des grandeurs augmentent rapidement et irrésistiblement. Le malade croit disposer de forces corporelles énormes, peut soulever dix éléphants, est le plus bel Adonis du monde, dort «comme mille dans une nuit», pèse quatre cents livres, augmente de 25 chaque semaine, a une poitrine de fer, fait mille milles en une minute, peut voler; son urine est du vin du Rhin, ses excréments de l'or. Il a étudié toutes les sciences, est professeur pour toutes les facultés, joue divinement Don Carlos, parle toutes les langues du monde, bavarde avec le bon Dieu, boit journellement cent bouteilles de Champagne, célèbre chaque après-midi un mariage où tous les princes sont invités, n'engendre que des princes impériaux, a une femme d'or. Il peut satisfaire mille femmes, guérir toutes les maladies, ressusciter les morts; il a un cerveau comprimé et ne mourra jamais. En même tempe il est comte, prince, «empereur, Dieu et Rothschild», élu à l'unanimité empereur d'Allemagne, possède toutes les hautes décorations, du linge de soie bleue, des montagnes d'or, des biens immenses, des millions de milliards, des chasses étendues, des troupeaux innombrables dans des écuries de marbre, 100 000 vaisseaux, tous de 100 pieds de longueur et de largeur, avec 10 000 hélices électriques, des royaumes, des continents, le monde entier même. Il est né au ciel, fils de madame Vénus, mort et revenu au monde, a fait de grands voyages, a été en Amérique, à Jerusalem, au Cameroun, partout sur son propre vaisseau de guerre; il devient palefrenier avec 12000 francs de traitement, épousera l'impératrice, donnera un million à chacun des autres malades, et au médecin un million de traitement «et la nourriture», construira un pont sur l'océan avec l'Inde, élèvera une tour dans un jardin long de 1000 milles, avec un toit doré, un théâtre et un cirque; il inventera un machine à voler et volera dans l'univers, creussera une mine à travers la terre jusqu'en Californie, etc. Généralement la situation et les intérêts personnels se réflètent dans ces idées, mais toujours défigurés d'une façon absurde. Les femmes vantent leur beauté, leurs parures, leur mouchoir d'or, brodé de diamants leurs enfants nombreux et beaux, dont elles mettent au monde journellement deux ou plus, choisissent pour maris les plus hauts dignitaires. Il est remarquable que les idées de grandeur des paralytiques féminins se tiennent en général dans des limites plus modestes et n'ont pas coutume de dépasser les limites du possible avec la même absurdité que chez les hommes. (Kräpelin.)

La «folie des grandeurs» ne guérit pas malheureusement. Le ramollissement cérébral, à part des cas tout
à fait rares, est une maladie mortelle. La forme dite
galoppante finit en peu de mois par la mort, tandis que
chez les autres la durée de la maladie attient en moyenne
2—3, rarement 5—6 ans.

Il n'en est que plus important de reconnaître de
bonne heure la maladie et de rendre le malade inoffensif,
car autrement il ne ruinerait que trop souvent sa famille.
Pour plus de détails à ce sujet, je renvoie ceux qui s'y
intéressent aux deux excellents ouvrages populaires:
docteur Rudeck, «Médecine et droit» et docteur Berndt,
«Maladie ou crime?» — —

VIII.

L'école spéciale de la volonté.

Je suppose maintenant que le lecteur a éloigné par mes ordonnances et, en cas de besoin, par le traitement hypnotique, toutes les influences corporelles nuisibles pour la volonté. Si oui, mon malade aura déjà fait preuve d'une grande mesure de volonté. L'exécution de prescriptions déterminées, pendant des semaines, n'exige pas une faible dépense d'énergie.

Mais aujourd'hui une grande partie des classes instruites et intelligentes n'est plus bonne pour continuer l'école de l'énergie et de la volonté. Les uns ont adopté une conception matérialiste de la vie, reconnaissant comme prétendue vérité que l'homme n'est qu'un produit de ses conditions naturelles et sociales — comme s'il n'existait pas d'aptitude, pas d'application, pas d'invidualité. Et les autres ont perdu par la littérature moderne — en particulier Nietzsche et Ibsen, la lecture favorite de tous ceux qui n'ont pas appris de métier convenable, se croient méconnus ou atteints d'une tare psychopathique — ils ont perdu par cette littérature avec ses fins qui se perdent dans les nues, ce plaisir naturel de l'effort humain, réel, et ils sont pour ainsi dire déracinés intellectuellement du sol sain de la réalité. Le dommage intellectuel, psychique, corporel même que la littérature moderne cause aux jeunes gens hautement doués, les pertes d'énergie qu'elle a répandue — tout cela, à mon avis, ne pourra être estimé exactement que par une historiographie future. Sous ce rapport on peut appliquer à la littérature moderne ce que Feuchtersleben disait jadis:

Disons-le franchement: l'hypocondrie, l'hypocondrie privée d'esprit, chagrine, affadissante, est la nourrice de la littérature moderne, et bientôt, pour juger convenablement nos nouveaux poètes, au lieu d'un critique, on prendra un médecin. Un jeune homme élevé, ou plutôt gâté, dans la maison maternelle, sans expérience, sans étude, sans tendance déterminée, sans force pour travailler ou jouir véritablement, s'aperçoit de sa misérable suspension entre l'être et le non-être, entre le ne-pas-avoir-été et le non-devenir. Il lit des nouvelles et va au théâtre, se compare aux poètes et aux héros, et fait des vers. Tout d'un coup il s'aperçoit que son état pitoyable d'ennui est un abîme qui n'a pas été comblé, une envie qui n'a pas été satisfaite. Il puise dans la mer des phrases mélancoliques, dont les torrents poétiques nous ont inondés: il se baigne dans ces eaux et s'y reflète; Camoens et Byron sont ses compagnons de douleurs; seulement, comme le temps a progressé depuis, sa détresse est bien plus intéressante et il espère voir bientôt une seconde édition. Le malheureux passe ainsi sa jeunesse — et si la vie qu'il a négligée l'attaque à la gorge, il lui monte à la bouche une autre eau que l'eau poétique — sa détresse est finie. Lui qui n'a jamais appris à connaître le monde ni lui-même, il aspire en vain après ses images poétiques; il ne peut les employer, elles ne peuvent le consoler, il succombe pitoyablement avec ses magnificences poétiques. Voilà ce qu'il advient de celui qui n'est pas doué; mais celui qui a du talent, qui serait destiné à devenir poète, a un sort qui n'est pas meilleur — pis même.

15*

C'est pour le coup qu'il se perd dans les abîmes effroyables de son petit grand moi: croit faire de la poésie tandis qu'il rumine hypocondriaquement — et se met réellement sur les bras cette maladie suprême du désaccord intérieur que l'autre simulait seulement. De tels poètes traînent naturellement le public après eux — et comme maintenant presque tout le monde est public, que tous veulent chanter et parler littérature — on comprend comme il est nécessaire de traiter ces intérêts littéraires dans un ouvrage diététique, si l'on veut encore sauver une partie du public de l'horreur de l'hypocondrie. Il appartient donc à la diététique de l'âme, puisqu'après tout nous ne pouvons guère convraincre les soi-disants Young et Byron de nos jours qu'ils devraient apprendre auparavant quelque chose de solide — il appartient, dis-je, à la diététique de l'âme, de les laisser gémir. Tenons à la vie et au lieu de désespoir cherchons à nous procurer du courage.

Mais l'exécution d'un traitement, seule, ne prête pas assez d'énergie.

Pour augmenter encore cette mesure et permettre ainsi de suffire à des prétentions extraordinaires, je fais suivre les tâches difficiles d'une école de la volonté.

31ième exercice de volonté.

Vous vous habituez à tenir la bouche fermée jour et nuit.

Cet exercice est très difficile, mais il a en même temps l'avantage inestimable que la volonté peut s'y essayer et s'y tremper en tout temps sans le moindre appareil.

«Bouche fermée, bonne santé.» Malheureusement, chez les peuples civilisés on n'estime presque pas les avantages hygiéniques qu'il y a à tenir la bouche fermée. Ecoutons ce qu'en dit l'excellent voyageur Catlin.

Ceux qui ont souffert de faiblesse des poumons au d'autres maladies de la poitrine n'ont pas besoin de plus amples éclaircissements sur ce point. Mais ceux qui pourraient encore être incrédules n'auront qu'à prendre de confiance une bougie dans la main et à regarder dormir et ronfler leurs amis les yeux fermés et la bouche toute grande ouverte, peut être encore sous l'influence du cauchemar — véritables images de misère, de souffrance, d'imbécillité et de mort, tandis que suivant les intentions de la nature ils devraient sourire sous l'influence adoucissante et fortifiante de l'oubli des peines de la journée et sous l'impression de rêves agréables.

Qui ne s'est jamais éveillé au milieu de la nuit d'un accès de cauchemar avec la bouche démise et desséchée, ne sachant où trouver la salive pour l'humecter, sans reconnaître ou vouloir s'avouer le désavantage que ce sommeil, la bouche ouverte, entraîne pour les poumons et partant aussi pour l'estomac, le cerveau, les nerfs et pour tout autre organe du corps? Quiconque, depuis sa jeunesse jusqu'à un âge moyen, a autant souffert que moi de cette habitude contraire à la nature et énervante, et s'en est délivré dans la suite par la force de sa volonté et sa persévérance, et a gagné une nouvelle joie de vivre, celui-là ne manquera certainement pas de rendre justice à ce tableau et de reconnaître tout le mal qu'une telle habitude a pour conséquence. Dans ma 34ième année, après avoir consacré trois ans à l'étude aride et rebutante du droit, puis trois autres années à le pratiquer; après m'être tourmenté encore huit années avec la profession fatigante et étroite

de peintre en miniature et de portraits, je pénétrai, armé
de ma toile et de mon pinceau, dans l'immensité du
désert, et j'y vécus, dans le but indiqué déjà, la plus
grande partie de ma vie postérieure. J'étais alors d'une
constitution extrêmement faible, ce que j'attribuais pour
ma part à la vie sédentaire que je menais, tandis que
mes amis et mon médecin pensaient qu'il s'agissait d'une
maladie des poumons. Pour ma part, je ne laissai
affaiblir par aucune sorte de craintes le zèle et la confiance que j'apportais à ma nouvelle vie et je la poursuivis au contraire avec satisfaction et enthousiasme.
Enfin mes voyages m'amenèrent dans des déserts si re-
tirés, que les lits et les chambres à coucher avec air
confiné étaient chose impossible. Je dus dresser ma
couche dans des barques, ou des hamacs, ou sur le
sable du bord des rivières, entre deux peaux de buffles
ou aussi dans l'herbe, et respirer l'air refroidissant de
nuits humides et brumeuses. Alors commença en moi
un combat difficile, entre la volonté ferme d'exécuter
ma résolution, et les maux que j'avais à subir tous les
jours, à toute heure, et qui menaçaient, par une faiblesse sans cesse croissante, de déjouer mes projets.

Comme beaucoup d'autres, j'avais été gâté pendant
ma maladie, et aucune attention maternelle ne m'avait
amené à fermer la bouche pendant le sommeil. Enfant,
je croyais précisément bien faire comme je faisais, et
je grandis ainsi sous l'influence de cette détestable habitude, en tout cas avec des ronflements et des cauche-
mars. Finalement je me trouvai sur les rives du
Missouri, où j'avais à respirer la nuit un air froid

mortel avec des vapeurs de malaria, et toujours en possession de cette habitude. Mais je le découvris encore à temps pour mettre ma vie en sûreté. Pendant les fréquentes heures de nuit sans sommeil, j'étais souvent dans cette situation pénible et je souffrais alors le lendemain de douleus, d'inflammation et de saignement des poumons. Je remarquai le danger de cette habitude et résolus de m'en défaire, coûte que coûte, et cela me réussit aussi à la fin, grâce à une volonté ferme et à ma persévérance. Je résolus de tenir toujours la bouche fermée pendant le jour, excepté quand il était indispensable de l'ouvrir, me disant que c'était une question de vie et de mort, et me fortifiant chaque fois, en m'endormant, pendant le dernier moment conscient, dans cette résolution. Sous cette influence et grâce ou soulagement que je ressentais en me déshabituant partiellement de dormir la bouche ouverte, j'étais encouragé à toujours employer mon remède, jusqu'à ce que j'eus enfin surmonté l'ennemi perfide qui me poursuivait la nuit et me poussait vers la tombe.

La conviction du danger détournée par mon endurance et le retour d'une force nouvelle pour supporter mes fatigues journalières me déterminèrent d'autant plus fortement à respirer toujours naturellement dans mon sommeil à l'avenir. Je l'ai fait plus tard sans difficulté, sous toutes les latitudes, pendant un séjour de plusieurs années en plein air dans le désert, et je le fais encore aujourd'hui. Je me trouve plus vigoureux et plus libre de douleurs et de maux et en général plus sain que jamais depuis mon enfance jusqu'à l'âge moyen.

Je cite ce fait pour le bien de mes semblables, dont des dizaines et des centaines de mille souffrent journellement des dévastations que cet ennemi perfide occasionne sur leurs poumons aux moments inconscients, et dont ils ne connaissent même pas les causes.

Après avoir fait sur moi-même des expériences aussi satisfaisantes sur la façon de se débarrasser de cette habitude, je devais être frappé de remarquer, ce qui arrivait souvent, que les femmes indiennes fermaient les lèvres de leurs enfants endormis. Au début, je n'en pouvais découvrir la raison, mais elle s'éclaira pour moi d'une manière certaine quand des femmes et des médecins répondirent à mes questions: que cela se faisait «pour conserver leur bonne mine et prolonger leur vie». Un regard sur ces peuples sauvages et une comparaison de leurs conditions hygiéniques avec les tables de mortalité des peuples civilisés montrent de suite la justesse de cette indication et je suis convaincu que ces peuples ignorants doivent l'avantage qu'ils sont derrière nous. C'est aussi pourquoi ils sont plus près des sages prescriptions de la nature et perdent d'autant moins les avantages qu'offre leur observance.

La somme de mes observations faites entre ces deux chasses de la société, y compris les expériences faites sur moi, me force à exprimer ma conviction dans le sens qu'une grande partie des maladies qui raccourcissent prématurément la vie, ne proviennent que d'un mauvais traitement des poumons par une respiration mauvaise et qui ne convient pas.

32ième exercice de volonté.

Vous vous habituez à vous lever de bonne heure.

A quelle heure, la différence des situations et le jugement de chacun décideront.

Le meilleur moyen d'atteindre sont but est la conviction de l'importance du lever de bonne heure et des grands avantages qui en résultent. Chez celui qui n'a besoin que d'une impulsion morale, la conviction de l'obligation du lever suffit. On s'inculquera très profondément chaque soir, avant de s'endormir, la nécessité de se lever de très bonne heure le lendemain matin. On se représentera très vivement les motifs indiqués plus haut et les conséquences heureuses; on se souviendra des inconvénients du sommeil excessif et de la situation malheureuse des couveplumes. On pensera à la valeur précieuse du temps, au repentir qu'on ressent de sa perte, au contentement qu'assure la pensée d'avoir profité comme il faut de son temps. On pensera aux heures nombreuses perdues irrémédiablement autrefois. Ces considérations tiendront toujours en éveil et soutiendront vigoureusement la résolution de s'habituer à se lever de bonne heure. L'influence de la volonté sur le sommeil est très grande. Si l'on se propose sérieusement la soir de se lever à une heure déterminée, on se réveillera à ce moment. Il en résultera bientôt une nouvelle habitude, aussi bienfaisante que l'autre était vile et nuisible.

Il ne sera pas difficile se trouver quelqu'un qui se chargera de nous éveiller à un moment déterminé. Seulement il ne faudra pas vouloir extirper d'un coup une habitude enracinée depuis longtemps. Tout dans la nature va son cours tranquille, régulier: il n'y a pas de sauts subits du pis au mieux. On ne devient vainqueur que graduellement et avec la persévérance.

Celui qui s'est levé quelques fois plus tôt que d'ordinaire et, content de la nouveauté de la chose, satisfait de sa conquête, de la vivacité et de la gaieté provoquées par l'air du matin, croit avoir obtenu son but et s'abandonne entièrement à la sûreté de la victoire, celui-là remarquera bientôt à son étonnement combien il se tromprait dans le jugement de la force d'une habitude une fois enracinée. Car, après quelques matins, la première impulsion aura perdu sa force primitive, la diminution du sommeil aura amené une plus grande envie de dormir que d'ordinaire et quelque répugnance à se lever et — le prétendu vainqueur retombera vite dans son ancienne faute. L'insuccès affaiblit le courage dans beaucoup de caractères et il faut une impulsion nouvelle et plus forte pour renouveler le combat.

On obtiendra plus heureusement le but de ses efforts en se levant 5 minutes plus tôt chaque matin, jusqu'à ce qu'on soit arrivé à l'heure jugée convenable. La réduction journalière du sommeil est si insignifiante, que l'on ne sentira rien, le lendemain matin, de l'envie de dormir que le passage subit du lever de 7 heures au lever de 5 heures devait amener nécessairement. De cette façon on minera et on éloignera graduellement de jour en jour une habitude extrêmement désavantageuse. Chaque jour qui termine une semaine a une demi-heure de plus que le premier, et au bout d'un mois on est devenu matinal. On goûte le plaisir de la victoire avant presque de savoir que le combat a commencé.

33ième exercice de volonté.

Vous prenez tous les jours aussitôt après le lever un «bain sans serviette».

Aussitôt après le lever on entre dans une baignoire, ou à son défaut, on se frotte à froid et on se met, tout mouillé, dans une chemise de flanelle et en pantoufles. Après le bain on se promène de long en large dans sa chambre d'un pas vif, régulier. Bientôt on sue délicieusement et au bout de 5 minutes environ on se trouve bien et gai. Le corps est séché et ou termine tranquillement sa toilette.

Un bain trop frais ne nuit que rarement, tandis que c'est malheureusement trop souvent le cas des températures trop élevées. Ceux qui se baignent rarement surtout et qui s'y mettent avec une certaine inquiétude peureuse intérieure, avec un certain déplaisir, ceux-la cherchent à combattre immédiatement par l'arrivée d'eau chaude tout frisson momentané, et ils en arrivent à la fin à se trouver ainsi dans une température de 30 degrés et plus et à quitter, la peau rougie et fumante, la baignoire transformée en une marmite. Si alors l'importante différence de température entre le bain et l'air extérieur amène le refroidissement inévitable, on finit encore par en accuser le bain en soi. Une température de 25° R. suffit même à la peau la plus tendre, la plus virginale, et un bain qui franchit cette limite extrême ne peut plus être apprécié qu'au point de vue de la thérapeutique et non plus de l'hygiène.

On s'efforcera toujours de diminuer avec le temps la température primitive du bain; si l'on procède dans l'exécution de cette résolution d'après les principes qui sont à la base du calcul minimal, on arrivera en quelques mois, sans que les différences «infiniment petites» de température puissent provoquer une sensation de la peau, c'est-à-dire sans s'en apercevoir, à la température de l'ami le plus endurci de l'Hydrothérapie.

Pour introduire un peu de variété dans la monotonie du bain ordinaire, on peut prendre de temps en temps une douche, ou joindre au bain entier l'emploi de la douche, surtout de la douche froide. Celui qui a passé quelques jours dans un grand établissement hydrothérapique aura vu sous combien de formes variées l'eau rend service à la Thérapeutique et quelles recettes riches et différemment composées en peut développer, pour chaque individualité de la peau, des formules élémentaires de l'Hydrothérapie. La personne saine qui fait un luxe innocent des bains de propreté, peut aussi s'appropier l'une ou l'autre de ces manipulations hydropathiques, le demi-bain, le bain de siège, le bain de lames, la douche fulgurante qui tombe sur certaines parties du corpe, etc.

Les hydropathes unissent à chacune de leurs recettes de bains, souvent très compliquées, une intention tout à fait déterminée: ils cherchent à produire une irritation ou un adoucissement local, à influencer la circulation du sang, à résoudre certaines réactions de différentes régions nerveuses et ils ne permettent pas pour cette raison l'emploi du bain à discrétion. Les personnes saines feront bien de ne pas se tourmenter de telles réflexions et de se tenir à l'écart des subtilités thérapeutiques qui pourraient facilement éveiller une tendance assoupie à l'hypocondrie: comme on l'a dit déjà, le bain doit être pour elles une affaire d'instinct hygiénique sain; ce peut être pour elles aussi un objet de luxe, l'objet d'un sport innocent, et elles pourront se permettre suivant leurs conditions la plus grande variété, mais toujours seulement avec l'unique préoccupation des soins de propreté et des soins à la peau. (Docteur Stöhr.)

34ième exercice de volonté.

Vous vous abstenez pendant six semaines de tout commerce sexuel.

Une abstinence sexuelle est non seulement possible, mais encore nécessaire, au sens moral, pour arriver à une véritable maîtrise de soi-même. Ce qu'on dit de la nocuité de l'abstinence est en soi douteux au plus haut degré et, en tout cas, sans importance pour un temps aussi court.

«Les embarras purement physiques chez le jeune homme sain et le mari, dit Ribbing («L'hygiène sexuelle») se manifestent par une sensation d'abondance de sang, de tension et d'excitation; elles seraient moins violentes si les sentiments n'étaient pas accrus aussi souvent par les livres, les images, l'imagination, à des degrés contraires à la nature. Un étudiant frais de corps et d'âme m'avoua que je n'avais pas encore insisté suffisamment sur la facilité avec laquelle on pouvait étouffer les désirs des sens. Je me suis trouvé dans mes 20 années de pratique médicale avec des personnes, et surtout des jeunes gens de toutes les classes de la société, mais je n'en ai pas trouvé un seule qui ait tenu pour impossible — en supposant de la bonne volonté — une abstinence complète.

« Il est à peine une opinion plus erronée, dit Graham, que la croyance que cette forte inclination a été donnée à l'homme par la nature, et que sa satisfaction complète s'impose. Les partisans de cette manière de voir semblent ignorer que la manifestation plus ou moins forte de ces désirs varie entièrement d'après leurs habitudes diététiques et autres plus ou moins justes. J'ai connu des hommes mariés qui penchaient à la jouissance au point de tenir leur constitution pour tout ordinaire et de penser très sérieusement qu'ils avaient été créés ainsi par la nature et qu'ils ne pourraient vivre autrement que dans l'incontinence. Et ces hommes, en adoptant une diète et une vie raisonnable, n'ont pas seulement amélioré extraordinairement leur santé sous tous les rapports, ils ont encore refoulé leurs désirs sexuels au point de pouvoir s'abstenir du commerce conjugal et tenir leur corps pour plusieurs mois dans me chasteté complète, sans rencontrer le moindre inconvénient et sans se séparer de leur compagne. Avant de chercher à excuser nos menées par un commandement de la nature, nous devons nous assurer si nos impulsions sont les dispositions légales et saines d'un instinct non corrompu, et si nos organes ne sont pas aiguillonnés et

excités à une irritabilité et à une sensibilité contre nature.» . . Et Graham continue: «Qui voudra encore
s'adonner à la sensualité, oublier la diguité première de
sa nature et se contenter de sacrifier sa vie et toutes
ses forces à une satisfaction purement animale, quand
l'univers offre une si riche matière de buts nobles et
élevés, quand le temps et l'éternité sont les plaines situées
devant nous, où nous pouvons récolter une vie vertueuse
et heureuse, l'immortalité et des biens impérissables?»

Krafft-Ebing dit: «Quantité de personnes de constitution normale sont en état de s'abstenir de la satisfaction de leurs instincts sans souffrir de cette abstinence
forcée.» De même Akton: «L'abstinence absolue chez
les jeunes hommes est sans inconvénients pour la santé.»
V. Beab: «On peut prêcher que l'abstinence et la propreté les plus sévères s'accordent avec les lois physiologiques comme avec les lois morales, et que la déférence
pour les désirs et les passions ne peut pas plus se jus-
tifier par des raisons physiologiques et physiques que
par des raisons morales et religieuses.»

35ième exercice de volonté.

**Vous vous abstenez chaque semaine à un jour déterminé
de toute viande.**

Le jeûne sous le rapport qualitatif ne doit pas être
considéré comme une cure de privation, mais comme
une mortification des sentiments de plaisir, qui doit
empêcher le rassasiement, la surexcitation, le blasement.

Le schème ordinaire de nourriture, qui est pour
beaucoup une supernutrition, doit être abandonné pour

quelque temps, et l'organisme forcé de tenir ménage avec une arrivée moindre. Au lieu de l'excès d'azote, il se produit le jour dont il s'agit un petit déficit, la faculté d'accommodation du corps est mise à l'épreuve et c'est pour cette raison précisément que le jeûne a une si haute importance pour les fonctions physiologiques.

D'ailleurs toute personne saine peut mener une vie végétarienne, même rigoureuse, sans subir de recul dans sa nutrition ou de lésion de sa santé. Des peuples entiers vivent encore aujourd'hui de dattes et de noix de coco; dans le sud de la France les marrons et, dans le pays des Basques, les bellotes, les glands comestibles, forment la nourriture quotidienne. Aussi bien ou a pu prouver l'influence favorable de la nourriture végétale sur la croissance des enfants et la productivité à un âge plus avancé: les cures merveilleuses d'autrefois pour obtenir une taille haute et élancée — comme les pratiquait, par ex., un célèbre cardinal français — ne consistaient pas en autre chose qu'à donner exclusivement une nourriture végétale, mucilagineuse.

L'écrivain de médecine populaire Klencke, et d'autres avec lui, décrivent les végétariens comme des êtres pâles, bouffis, aux muscles faibles, comme des gens qui portent la caractéristique de l'anémie: ce signalement a été reconstitué à la table de travail et tous les végétariens ont le droit de protester solennellement contre un tel portrait. C'est parmi les races végétariennes que nous trouvons les peuples le plus beaux et les plus vigoureux de la terre, et chez les partisans d'une «vie naturelle», qui se trouvent à l'état sporadique parmi les

Européens civilisés, l'habitus de ceux que j'ai vus n'a jamais produit sur moi une impression maladive. Moi-même, je me suis soumis plusieurs mois à titre d'essai à un régime végétarien rigoureux et je puis affirmer que je me suis trouvé pendant ce temps parfaitement bien de corps comme d'esprit. L'accusation que la nourriture végétarienne tient l'homme à un degré inférieur de développement intellectuel, que l'énergie du vouloir, la facilité de la combinaison des idées dépérissent, que la personnalité n'a plus d'élément actif — toutes calomnies que, comme je ne puis faire ici que l'indiquer, ou a même essayé de prouver historiquement — cette accusation n'a pas le moindre fondement et ne résiste pas même à la critique la plus légère. Sans parler de toute une série de personnalités qui, avec une tendance prononcée pour une nourriture végétale, se sont distinguées dans les domaines les plus différents de l'esprit et qui sont citées soigneusement dans les écrits de végétariens modernes, je rappellerai que les Romains de la république, le peuple le plus énergique de l'histoire, étaient somme toute des végétariens, et que l'Espagnol qui se nourrit d'oignons a montré dans la guerre péninsulaire sous Napoléon autant de courage et d'endurance que son allié l'Anglais qui engloutit de biftecks. Quand on lit les Commentaires de César et, par un examen impartial du texte, se fait une idée du système de ravitaillement des légions en campagne, on est obligé de s'avouer que l'approvisionnement s'exécutait alors essentiellement avec les moyens du règne végétal, les céréales surtout. Et peut-être jamais une armée au monde n'a-t-elle montré une plus grande productivité que celle de César dans les guerres des Gaules. Le riche moisson de monuments historiques semblables qui, sans forcer les faits, se laissent interpréter en faveur d'une nourriture au moins temporairement végétarienne. (Docteur Stöhr.)

36ième exercice de volonté.

Vous vous abstenez tous les mois un jour de toute nourriture et de toute boisson, à l'exception de l'eau.

L'utilité du jeûne est d'ailleurs non seulement morale, mais encore hygiénique.

Aux pauvres qui s'estiment heureux quand il peuvent maintenir leur assimilation et leur désassimilation en équilibre, dont on pourrait définir la nutrition comme une faim continuelle, à ces «ascètes par nécessité», prêcher la valeur hygiénique du jeûne serait une ironie cruelle. Mais à côté de ces misérables vivent des milliers et des milliers de personnes dont la vie, loin encore de mériter le reproche de sybaritisme et de luxuriance, n'en a pas moins déjà une sorte de «supernutrition» pour conséquence. Ce ne sont pas les gourmands de profession qui se tiennent leur cuisinier et péchent moins par le «quantum» que par le «quale», mais des représentants de la classe moyenne, aisée, vivant dans la croyance qu'ils ne mangent qu'au besoin de leur corps et fort étonnés quand ou leur prouve avec des chiffres au tableau que leur nourriture quotidienne atteint souvent le double et le triple de ce qui est réellement nécessaire.

L'utilité hygiénique du jeûne ne consiste nullement pour ces personnes «à diminuer par une diète de privation tel ou tel jour le poids de leur corps de quelque centaines de grammes, et à réduire leur disposition à une dégénérescence graisseuse du cœur» — on y arriverait d'une manière plus convenable, plus commode et plus sûre avec une cure de diète ordonnée par un médecin —: il faut en chercher l'utilité dans ce que j'appellerais volontiers une gymnastique de la nutrition.

Chez beaucoup de personnes, la vie dite régulière devient à l'âge mûr une véritable pédanterie de la nutrition. Elles deviennent peu à peu les esclaves de leurs habitudes banales et baissent au point de vue éthique. Quand Louis XVI après la prise des Tuileries, et tandis que ses gardes et ses partisans les plus fidèles se faisaient tuer, mangeait dans une loge de l'Assemblée nationale où il s'était réfugié avec sa famille, ce poulet historique qu'il avait demandé malgré le tragique du moment, un mouvement d'indignation passa dans les rangs de l'assemblée: à tort; cet homme était un pédant de la nourriture, et habitué à souper à ce moment.

L'homme devrait maintenir sa liberté individuelle même sous ce rapport, et il le peut d'autant plus que la mobilité plus grande de sa nutrition, obtenue par un écart temporaire de la règle rigide, offre une meilleure garantie pour la conservation de sa santé. Les médecins de tous les temps ont été pour les changements fréquents dans le mode de nourriture; au moyen âge ils étaient même assez naïfs pour recommander tous les mois un excès dans le manger et le boire. Aussi bien l'habitude des saignées, qui s'est continuée jusque dans ce siècle, n'avait d'autre but que de secouer la nutrition subite de sang.

Ou tout cela s'obtient bien plus simplement par un jeûne temporaire. Tous les tissus du corps subissent par la privation subite de nourriture un ébranlement salutaire et toutes les fonctions physiologiques acquièrent par la modification fréquente des conditions sous lesquelles elles traivaillent, une augmentation très précieuse de leur élasticité et une facilité de s'accommoder, qui ont une importance capitale pour la résistance de l'organisme tout entier aux influences extérieures. A chaque nouveau jeûne le sentiment de malaise qui s'est emparé du jeûneur au premier essai, diminue et les symptômes d'«inanition», mentionnés déjà, disparaissent de plus en plus; la confiance en sa propre force, la conscience de soi augmentent, et peu à peu celui qui tend à s'élever, apprend par la pratique du jeûne à aimer la tempérance pour des raisons hygiéniques aussi, et remplit comme adepte la première condition et la plus nécessaire.

Il y a un excès de nourriture fort éloigné de produire l'impression d'une voracité repoussante, qui sait encore se mouvoir avec grâce dans les limites des mœurs journalières et va sous le masque, sans artifice, d'une certaine «santé excessive» aux joues rouges, commode, et qui malgré cela est condamnable au point de vue hygiénique comme au point de vue éthique. Certes, cet excès de nourriture n'exige pas la plume de flamant du viveur romain et la nature offensée ne se venge pas immédiatement par des maux de tête et des oppressions d'estomac; il ne s'agit pas de ces péchés de table que le peuple montre du doigt: mais cette habitude de jouissance luxuriante, si inoffensive en apparence, cache justement pour l'âme et le corps des dangers plus généraux que n'en a jamais eu l'insatiabilité caricaturée d'un Gargantua, et quand la finesse de sentiment pour ce qui convient moralement n'a pas encore sombré entièrement dans le bien-être «cannibalesque» d'un rassasiement luxurieux, une voix jette au milieu de la joie de la table chargée son mot d'avertissement.

Celui qui croit ne pouvoir s'arrêter dans le manger que quand apparaît le sentiment de satiété, ou même considère le malaise de la réplétion comme la limite d'une jouissance raisonnable, celui-là est bien loin de la tempérance. Louis XIV, que les contemporains nommaient le plus fort mangeur de son royaume, après deux perdrix et un plat de jambon de Bayonne, pouvait avoir peut-être encore en toute sincérité le sentiment d'une faim non apaisée; tandis qu'Andrea Cornaro, ce noble vénitien qui, dans l'esquisse de sa propre biographie qu'il écrivait, octogénaire vigoureux, nous a laissé un éloge de la tempérance, tenait une aile de poulet pour un repas presque trop abondant. Le nourrisson au sein de la mère peut posséder le pur instinct qui mesure la quantité de nourriture conformément à l'idéal hygiénique; plus tard cet instinct n'existe plus, et s'il se trouve quelque chose qui y ressemble, c'est le résultat de l'éducation, d'une habitude raisonnable, d'une connaissance de soi-même, et de l'empire sur soi-même, qu'on n'acquiert que difficilement.

Mais même l'Européen civilisé dans une situation heureuse est continuellement exposé au danger d'une «supernutrition». Il ne faut pas une mesure ordinaire de volonté et de fidélité de conviction hygiénique pour laisser passer devant soi les différents plats d'une table richement assortie et réprimer le chatouillement impatient de la langue, par la fermeté mesurée, qui est le privilège des natures nobles. Ce n'est pas trop une exagération de prétendre que la nourriture des classes aisées est en général trop abondante.

Il est à peine besoin de dire les conséquences d'une telle inondation de nourriture. L'organisme use ses meilleures forces à travailler cette surabondance et chaque excès de masse pour lequel la nutrition ne sait pas d'emploi s'accumule sous la forme du moins noble de tous les tissus du corps, la graisse — preuve en faveur de l'accusation d'intempérance, dont la gravité au sens littéral du mot peut être déterminée par la balance.

37ième exercice de volonté.

Vous exécutez tous les jours les exercices suivants, qui rendent la compréhension plus rapide, le jugement plus exact, l'attention et concentration plus disciplinées.

Prenez cinq morceaux de papier, de grandeur, de couleur et de qualité semblables, faites six traits forts sur le premier, sept sur le second, huit sur le troisième, neuf sur le quatrième et dix sur le cinquième. Les traits doivent tous avoir la même longueur et la même épaisseur et être à la même distance les uns des autres. Ensuite vous retournez les feuilles de façon à ne plus pouvoir voir les traits, et vous les mêlez les yeux fermés. Ensuite vous tirez une feuille et ne la retournez qu'un moment pour pouvoir jeter juste un coup d'œil sur les traits, et vous vous dites ensuite combien vous avez estimé exactement le nombre des traits. Là-dessus vous mêlez de nouveau les feuilles et vous faites de nouveaux essais. (Poehlmann.)

Quand vous êtes arrivé à pouvoir indiquer chaque fois sur un coup d'œil le nombre exact de traits, vous prenez quelques feuilles de papier fraîches et des crayons de couleur, et vous faites cinq à huit traits de différentes couleurs. Ensuite vous essayez d'indiquer sur un regard combien vous avez vu de couleurs et combien de traits étaient bleus, rouges, jaunes, verts, etc. Vous pouvez faire sur plusieurs feuilles le même nombre de traits, mais des couleurs différentes. (Poehlmann.)

On se procure des cartes d'échantillons comme celles qu'on trouve chez les teinturiers, avec les nuances et les transitions de ton les plus fines du clair pâle au bleu le plus foncé, on en fait des morceaux de même grandeur pour pouvoir les mêler, et on les range dans l'ordre de leurs nuances.

On se procure des cartes d'échantillons des différentes espèces de bois d'ouvrage comme on en trouve chez les menuisiers et on cherche à déterminer d'un regard la nature du bois par la couleur, la texture et les anneaux annuels.

On se fait une petite collection de pièces de monnaie et d'autres objets sonores et l'on cherche à reconnaître chaque objet par le son qu'il rend en tombant sur la table.

Tous ces exercices, si simples qu'ils paraissent, exigent une attention concentrée. Mais l'attention est une confirmation éminente de la volonté et ainsi les exercices indiqués sont, au vrai sens, des exercices de volonté.

En même temps ils amènent encore un aiguisement méthodique des organes des sens.

L'importance des organes des sens pour la culture et le développement de l'esprit a été indiquée par le docteur Schreber; pour la vie pratique et pour la jouissance de la vie, elle est évidente. Mais comme nous avons coutume de considérer les vérités générales qui nous sont courantes depuis notre jeunesse, justement à cause de leur évidence, avec une frivolité fausse, et que nous sommes ainsi détournés de les pénétrer profondément et d'en considérer tous les côtés, il ne sera peut-être pas superflu de dire quelques mots de l'importance de ces organes avant d'exposer les soins positifs à leur donner.

Ce n'est pas encore tout quand l'homme ne songe qu'à conserver la condition saine, naturelle de ces organes, en évitant les influences désavantageuses, et abandonne tout le reste, c'est-à-dire, la possibilité de développement qui est en eux, au hasard des influences éducatrices de la vie. Il y a beaucoup d'hommes — la majorité — qui reçoivent exactement et complètement les impressions par les organes des sens, mais qui pourtant, avec leurs yeux sains, leurs oreilles saines, etc., ne voient pas et n'entendent pas comme ils le pourraient, c'est-à-dire, avec leur entendement et leur jugement, ne peuvent pas pénétrer jusque dans tous les détails, analyser les impressions reçues et parvenir à l'intelligence profonde du tout. Un proverle dit de ces personnes que les maisons les empêchent de voir la ville. Il leur manque le sens intérieur aiguisé, l'entendement intérieur aiguisé, le jugement sensuel profond aiguisé. Elles ont la masse entière des impressions, mais sans la conscience des détails qui forment la masse, sans saisir la masse dans ses parties primitives, sans la juger à fond. Au contraire, on dit à bon droit de l'homme qui a les sens aiguisés, qu'il voit, entend et goûte tout avec d'autres yeux, d'autres oreilles, etc. (les yeux et les oreilles de l'esprit).

Tous les organes et les facultés abandonnés à l'usage arbitraire sont calculés dans leurs dispositions pour un usage allant jusqu'aux limites de la possibilité naturelle, pour l'exercice. La croissance graduelle de leur force et le gain qui en ressort pour la vie, avec un exercice prolongé et alternant avec un délassement approprié, sont incroyables. Cela est surtout vrai aussi des organes des sens.

Le gain est en premier lieu physique, matériel; il afflue directement aux fins pratiques et à la jouissance de la vie et, comme tel, il est assez important déjà pour qu'on applique toutes ses forces à l'acquérir. Celui qui a bien appris à employer ses sens s'oriente facilement et vite dans toutes les conditions et toutes les positions de la vie. Comme il trouve à chaque pas une impulsion et une nourriture intellectuelles et sait partout se débrouiller, il se conserve dans une fraîcheur et une gaieté intarissables; il est adroit, décidé, actif et habile; il voit et saisit le juste et l'essentiel dans mille choses et mille moments décisifs de la vie, avec une sûreté presque instinctive, là où le maladroit, peut-être plus riche en connaissances, reste embarrassé et déconcerté. L'homme aux sens aignisés a donc toujours plus de temps de reste que les autres; il crée et agit dans le même temps beaucoup plus que ceux-là. Ses travaux sont plus approfondis et plus sûrs. Il s'épargue les pertes de temps résultant des erreurs. Il voit et entend en réalité plus qu'un autre dans les mêmes circonstances; il reçoit par conséquent plus d'impulsions et il est partant un ennemi naturel de la paresse, de la médiocrité, de la lenteur et de la mollesse. Il pénètre plus profondément dans toutes les conditions, sait découvrir partout quelque chose qui provoque son intérêt, et se trouve ainsi protégé de l'ennui.

D'autres exercices pour fortifier l'attention et la compréhension rapide, et partout pour affirmer indirectement l'énergie, seront les suivants:

La recherche des lettres déterminées. Cette tâche a peur but d'enchaîner l'attention de la personne et de montrer par la notation du travail fourni de cinq en cinq minutes la conduite pendant ce temps. On choisira de préférence des caractères latins, des lettres assez grosses et une impression claire. Mon malade choisira certaines lettres (une ou plusieurs), qu'il indiquera chaque fois qu'elles se rencontreront. En comptant ensuite les mots vus en 5 minutes et en calculant en $^1/_{1000}$ de seconde le temps qui correspond à chaque mot, ou obtiendra une série de nombres montrant la conduite de l'attention pendant la durée de l'essai. Comme les lettres dont il s'agit, sont désignées chaque fois, il est possible aussi de constater les erreurs, s'il y en a (omission des lettres désirées, confusion avec des lettres semblables quand l'attention se néglige), et de juger la qualité du travail fourni.

Correction d'épreuves. Le but de cette tâche est d'amener les malades à lire avec attention. Dans le nombre des fautes d'impression passées ou a, comme dans l'essai précédent, un moyen de constater le plus ou moins de conscience dans l'exécution de la tâche et l'influence de la fatigue. Le nombre des mots revus en 5 minutes servira de mesure.

Ecrire une dictée. On dicte n'importe quels paragraphes d'un livre quelconque, en faisant seulement attention à ce qu'ils ne renferment pas de mots étrangers peu usités. L'écriture a lieu avec la plus grande rapidité possible, avec ou sans abréviation, comme le malade le jugera le plus commode. Pour éviter toute pause dans l'écriture, celui qui dicte devra observer exactement le scribe et dicter au fur et à mesure qu'il écrit. De plus, le malade écrira sur des feuilles, pour ne pas avoir besoin de retourner. L'unité de mesure sera le temps employé par lettre en $^1/_{1000}$ de seconde. Il faut donc compter chaque fois les lettres écrites en 5 minutes (on compte aussi comme telles les chiffres et les abréviations), travail long et ennuyeux, mais indispensable si l'on veut vraiment obtenir des résultats exacts. (O c h r n.)

Afin de donner à mes lecteurs une base de jugement pour leurs productions, j'ajouterai que normalement on écrit entre 6 et 11 mille lettres dans une heure, suivant l'habitude qu'on a.

L'exercice de la mémoire.

Il y a aussi une *faiblesse nerveuse de mémoire,* comme il y a une faiblesse nerveuse de volonté; la première est même extrêmement fréquente, sans que généralement les personnes dont il s'agit, se doutent seulement de la cause pour laquelle leur mémoire faiblit.

Presque toujours une conséquence de la faiblesse nerveuse est l'incapacité de concentrer l'attention sur une tâche quelconque, par ex., en écrivant ou en pensant. L'esprit se dirige dans tous les sens et, quand il a été concentré par un effort de volonté, se reperd bientôt dans des rêveries.

Dans les hauts degrés de *faiblesse nerveuse,* l'esprit peut être réellement épuisé. Cela se manifeste par une faiblesse de la mémoire, surtout pour les évènements récents, par le ralentissement et la difficulté de la compréhension, par la paresse de la pensée, l'appesantissement de l'imagination et de la pénétration de jugement. C'est ainsi que certains élèves déclarés *«faibles d'esprit»* dans cet état ont été remarquables dans la suite.

Dans quelques cas, tout essai pour concentrer l'esprit ou même un peu l'attention amène une fatigue pénible et provoque des maux de tête, dans le dos au à d'autres endroits du corps.

L'incapacité de dominer l'esprit apparaît des façons diverses: Un malade semblable peut lire quelques lignes à plusieurs reprises sans saisir quelque chose de leur contenu, sans même pouvoir indiquer d'une façon générale ce qu'il a lu; il a beau mettre le livre de côté et procéder à autre chose, il est obligé bientôt de renoncer encore à cet essai; son esprit part de l'objet et le domine au lieu d'en être dominé. Une telle personne se trouve souvent dans un état de rêverie, où elle oublie complètement ce qu'elle voulait faire. Un ecclésiastique me racontait qu'il était bien en état de discuter des sujets ardus et de lire des dissertations difficiles à comprendre, mais qu'à chaque essai de dicter ou de disposer un sermon il perdait aussitôt le fil et tout pouvoir sur ses pensées. (Beard.)

L'incapacité intellectuelle peut aussi prendre le caractère de la confusion. Il s'agit alors de timidité, d'embarras, de dissipation d'esprit, de torpeur, qui peuvent augmenter au point d'influencer fortement la compréhension et l'élaboration des impressions des sens, et d'amener une fluctuation obscure des pensées, la perplexité et l'obscurcissement du regard de l'esprit.

Très fréquemment on observe aussi la disparition de la sûreté instinctive au cours de phénomènes intellectuels, des lapsus lingual et calami et des bégayements de syllabes, surprenants, etc.

Tous ces troubles passagers sont de la plus grande importance. Beaucoup de personnes qui s'aperçoivent tout d'un coup de tels amoindrissements redoutent une explosion de ramollissement cérébral. Et surtout quelles interprétations défavorables ne rencontrent pas de tels événements! Le docteur Römer raconte un exemple où un ecclésiastique surmené ne pouvaît réciter sans faute le «notre père» en chaire, et devait supporter le mauvais renom d'un ivrogne, bien qu'il passait autrement pour un modèle. Cette interprétation du trouble passager de la voix venait sans doute de ce que l'altération semblable que provoque l'alcool est la plus connue, et que beaucoup de gens appliquent — avec plus ou moins de méchanceté — à leurs semblables cette explication qui est «la plus facile à concevoir».

Parlant d'un monsieur qu'il connaissait et qu'on ne peut appeler nerveux au sens ordinaire, le docteur Römer raconte qu'il sait, en partie par expérience, en partie pour s'être renseigné, comment chez lui une lésion de la santé s'annonce par des irrégularités psychiques. A son propre étonnement, il s'aperçut tout d'un coup qu'il laissait passer toutes sortes de fautes en écrivant: tantôt il omet des lettres, tantôt un mot entier, tantôt au lieu du mot désiré il en écrit un tout autre et ne le remarque qu'en relisant; il a même des grandes difficultés à recopier tout simplement. Une autre fois il s'aperçoit en lisant à haute voix des écrits bien connus et faciles à comprendre qu'il doit lutter avec des difficultés particulières: tantôt il ne saisit qu'avec peine la suite des pensées, tantôt il ne passe pas comme il faut d'une ligne à la suivante, ou du moins il a peur de la manquer; quand il parle librement, cet état est encore moins satisfaisant, car tout d'un coup les pensées ne se tiennent plus aussi facilement à sa disposition qu'autrefois, ou bien il ne peut trouver les mots correspondants qu'avec des grandes efforts, ou bien il se met à bégayer littéralement, pour ne pas parler d'autres désagréments. Ces troubles et d'autres semblables font remarquer pour la première fois au monsieur dont il s'agit, que sa santé avait souffert, et en effet il remarque régulièrement qu'il s'y trouve joints d'autres troubles nerveux, dont il n'avait pas eu conscience auparavant comme des symptômes pathologiques. Eclairé par des événements défavorables, il cherche à écarter le plus vite ce trouble de la santé, et cela réussit en règle générale quand ou se couche de bonne heure et réduit le travail ou fait une promenade commode.

Il va de soi que dans la *faiblesse nerveuse de mémoire* il faut commencer par éloigner la cause occasionnelle qui est la faiblesse nerveuse elle-même. Vouloir combattre la faiblesse nerveuse de mémoire en elle-même, sans traiter la faiblesse nerveuse, serait inutile. **Ceux, dont il s'agit, devront donc absolument exécuter rigoureusement ma cure de la neurasthénie (page 66—86).**

Mais la mémoire saine, elle aussi, veut être exercée, peu importe son âge.

On entend bien dire de ci de là que l'éducation de la mémoire n'est plus possible dans la vieilesse. Mais cette opinion est fausse. Sans doute l'éducation de la mémoire à l'âge adulte est plus difficile que dans l'enfance, mais elle n'est pas impossible. Celui dont la mémoire n'est pas restée entièrement sans exercice dans l'enfance — et cella n'arrive plus guère aujourd'hui — celui-là peut encore espérer à un âge plus avancé fortifier sa mémoire par un exercice régulier, s'il a seulement de l'énergie et une volonté ferme. Kant a bien dit: «Tant qu'on n'a pas encore 40 ans la mémoire mécanique est bonne, mais passé 40 ans ou ne peut plus rien apprendre de nouveau.» Cette affirmation de Kant est décidément fausse et se trouve réfutée par des exemples innombrables et qui se répétent tous les jours dans la vie. Combien d'acteurs sont obligés d'apprendre des nouveautés à un âge avancé. Ils se pénétrent très bien de leur rôle et peuvent même se passer de souffleur. Combien de prédicateurs, malgré leur âge, apprennent encore des sermons nouveaux qu'ils disent sans mot d'hésitation et sans un brouillon? On pourrait citer ainsi différents exemples encore; mais ceux-là suffisent pour prouver que l'homme peut encore apprendre beaucoup de choses nouvelles passé la quarantaine.

Certes, l'homme apprend plus difficilement à cet âge que dans la jeunesse, nous l'avons déjà reconnu. Mais souvent aussi la cause en est dans la nonchalance, dans la paresse, dans le relâchement intellectuel et le manque de force de la personne qui apprend, et souvent aussi ce phénomène n'est qu'une conséquence de l'habitude. On peut des années durant ne pas avoir besoin de faire travailler son esprit, qui dès lors s'habitue peu à peu au repos. Cette paresse intellectuelle ne peut être surmontée que par l'énergie la plus ferme, par la ferme pensée de l'utilité et de la nécessité des exercices de mémoire.

Le Romain Caton étudia encore le grec à un âge avancé; et un commerçant voisin de la cinquantaine apprit la langue anglaise en quelques mois, parce qu'il voulait faire banqueroute et se réfugier en Amérique avec ce qu'il sauverait.

38ième exercice de volonté.

Pour fortifier votre mémoire, vous apprenez par cœur tous les jours (en commençant par un quart d'heure pour aller jusqu'à une heure) une matière quelconque choisie par vous; vérifiez de temps en temps votre mémoire par la méthode des séries de syllabes dépourvues de sens.

Les *matières utiles* sont de beaucoup celles qui se prêtent le mieux à des exercices de mémoire conséquents. Elles éveillent le plus grand intérêt et animent l'esprit, ce qui suffit déjà pour garantir la compréhension sûre et solide de la leçon. En outre, la satisfaction de posséder quelque chose de nouvellement appris n'est pas à dédaigner. Je conseille spécialement l'étude du français et de l'anglais par la méthode Toussaint-Langenscheidt. La manière dont cette méthode sait s'adresser au moral de l'étudiant, pour l'exciter de degré, en lui donnant en chiffres clairs un coup d'œil sur les résultats acquis — cette manière se prête comme pas une autre à tenir la perche à tous, à les conduire par tous les exercices et à leur donner de la sorte, outre le profit matériel du savoir objectif, une puissante éducation de la mémoire.

Les heures les plus convenables pour les exercices de mémoire sont sans doute celles du matin. Pourtout, l'habitude, et la tendance conservée de l'école, jouent aussi un grand rôle. On prendra donc ici mesure sur soi, comme en ce qui concerne les circonstances secondaires: marche en long et en large, fumer, etc., pendant cet exercice. On cherchera seulement à se déshabituer du travail tardif de la nuit et du soir. Celui qui impose à sa mémoire ce travail difficile, à une heure avancée, se donne une peine double. Les impressions ne se fout que superficiellement, car les sens sont déjà à moitié soumis au sommeil et le lendemain il faut recommencer le travail, car la mémoire n'a conservé que des lambeaux.

Une faute grave et fréquente consiste à apprendre *trop scrupuleusement chaque mot, chaque particule.* Cette fidélité exagérée produit d'elle-même une certaine crainte et rend la mémoire folle. On ne s'attache qu'à la suite des mots, on voit toujours devant soi la brouillon et on lit le texte avec l'œil intérieur.

C'est un fait remarquable que les orateurs qui se gardent, en apprenant, de s'attacher anxieusement au mot écrit, disposent, quand ils parlent, de nouvelles tournures et de nouveaux mots et peuvent à peine ainsi se trouver embarrassés. Bien plus, un tel orateur ne s'écarte pas seulement par quelques mots, mais par des phrases entières, de son texte primitif; il devient encore de plus en plus enflammé et de plus en plus coloré. Et il peut le faire parce qu'il ne se meut pas dans un domaine appris mécaniquement, mais parce qu'il a partout pénétré les pensées jusque dans les plus petits détails. Il n'a pas appris de mots, mais pesé des pensées; il domine toujours d'un regard la disposition tout entière, et ses pensées s'enchaînent continuellement et sans interruption les unes aux autres.

L'exercice de mémoire devant surtout éveiller les pensées, il est aussi absolument faux d'apprendre à *haute voix.* On a raison de dire que cette façon d'apprendre par cœur sent l'écolier. La voix se fatigue trop et l'oreille s'habitue involontairement à la succession de certaines images sonores qui ne sont utiles que dans un petit nombre de cas, et généralement n'occasionnent qu'une fidélité servile au texte, rendant ainsi impossible les inspirations libres.

En général les exercices de mémoire à un âge *avancé* se feront comme nous l'avons indiqué. Toutefois on tiendra compte des règles suivantes.

1. On apprendra, si possible tous les jours, afin que la mémoire reste toujours en exercice. C'est pour elle de la plus importance. On commencera par peu et on augmentera chaque jour un peu la tâche. De cette façon la mémoire se fortifiera avec une rapidité extraordinaire.

2. On ne fatiguera pas trop la mémoire du premier coup. La prudence est particulièrement nécessaire quand la mémoire est restée longtemps sans exercice. Dans des circonstances malheureuses les efforts excessifs subits pourraient amener jusqu'à une incapacité durable.

Pour examiner maintenant la *puissance* absolue de sa mémoire et les progrès relatifs de son intensité, on se servira de la méthode des *séries de syllabes dépourvues de sens.* Les avantages de ces matériaux ont été indiqués par Ebbinghaus dans une monographie: ils sont dans le grand nombre des combinaisons de caractère semblable, parmi lesquelles quelques douzaines seulement donnent un sens; et encore parmi celles-ci il n'y en a que peu pour lesquelles la pensée de ce sens

17*

s'éveille pendant l'exercice. En outre, ces matériaux permettent aussi une variation quantitative commode, ce qui
est moins le cas pour les matières qui offrent un sens. Mais
ici aussi, comme nous verrons plus tard, il se présente de
ci de là dans les diverses séries, des différences tout à
fait impossibles à contrôler, concernant la facilité et la
difficulté de les apprendre. Enfin, l'inégalité de disposition pour les arts mnémotechniques établit des différences
individuelles, qui échappent à tout contrôle.

En ce qui concerne la préparation des matériaux j'ai
suivi Ebbinghaus. Avec 10 voyelles et diphtongues,
17 consonnes initiales et 11 finales on forme toutes les
syllabes possibles de manière qu'il se trouve au milieu
une voyelle ou diphtongue entourée de deux consonnes.
(Les voyelles et les diphtongues étaient: a, e, i, o, u,
ö, ü, au, ei, au. J'ai négligé l'ä, employé par Ebbinghaus, parce qu'il se distingue trop peu dans la pronon-
ciation de l'e. Les consonnes initiales: t, d, f, g, h, j,
k, l, m, n, p, r, s, t, w, ch, sch. J'ai négligé l'emploi
d'un s doux et dur avec Ebbinghaus, ainsi que du j
français, comme peu utiles. Les consonnes finales: f, k,
l, m, p, r, s, t, ch, sch. On obtient de cette façon 1870
syllabes. On les écrit sur des petits bouts de papier,
que l'on mêle et assemble ensuite en séries de 12 syllabes,
comme le hasard les a mis dans la main. Les différentes séries sont partagés en 4 mots de 3 syllabes, le soin
de l'accentuation restant au malade, ainsi que le choix
de l'allure de l'exercice (en règle générale après quelques
exercices elle restera assez constante).

Pour les apprendre, on lit les séries dont il s'agit,

du commencement à la fin jusqu'à ce qu'elles se laissent reproduire une fois sans faute. On ne les apprend pas en différentes parties que l'on rattacherait ensuite, on n'extrait pas non plus certains passages plus difficiles, que l'on repasserait plus souvent. Chaque répétition est désignée par un trait au crayon marqué à côté de la série. Au bout de 5 minutes on va à la ligne et on note au dessous les répétitions nécessaires encore après les 5 minutes. A chaque reproduction incomplète on lit dans l'ordre la partie défectueuse et cet essai de reproduction compte également comme répétitions qui correspondent à 5 minutes, afin d'avoir une mesure pour l'allure des répétitions. Ensuite, on compte le nombre des syllabes apprises en 5 minutes et enfin le temps employé en moyenne par syllabe.

Dans les essais de mémoire il ne suffit pas évidemment de constater de combien de répétitions et de temps un individu a besoin pour apprendre de telles séries de chiffres ou de syllabes, jusqu'au moment où il les reproduit une première fois. Si l'on veut arriver à un jugement exact de la mémoire, il faut chercher encore à s'assurer de la solidité intérieure, du degré de fixité de la mémoire. L'expérience, de la vie quotidienne montre que la fixité intérieure n'est nullement proportionnelle à la rapidité de l'étude. «Plus une personne apprend lentement, plus elle conserve longtemps ce qu'elle a appris» dit-on souvent, et sans doute à bon droit. Il faut donc répéter tous les essais de mémoire après un certain temps et nous pourrons mesurer avec Ebbinghaus la fixité intérieure de ce qui a été appris par l'épargne de temps qui apparaît à la répétition de l'étude, comparativement à la première fois. C'est pour cette raison que j'ai répété les essais avec les syllabes dépourvues de sens.

Les personnes saines apprennent en moyenne 331 syllabes en une heure; chaque série de 12 exige en moyenne 15 répétitions.

Et maintenant encore ce qui suit pour couronner notre méthode:

39ième exercice de volonté.

Vous tenez un journal, où vous vous rendez compte, au moins, de tout ce que vous avez voulu faire conformément aux résolutions prises.

40ième exercice de volonté.

Vous faites une relation tout à fait détaillée de votre existence antérieure, avec tous ses essais, ses erreurs, ses fautes, ses illusions, ses passions, ses plans et ses espérances — et vous consignez ensuite vos résolutions, vos buts et vos désirs nouveaux concernant la configuration de votre vie à venir.

En d'autres termes, vous faites le bilan de votre vie antérieure.

On ouvrira les yeux à temps. Découvrir les choses trop tard ne sert plus à y remédier, mais à s'affliger. Certains ne commencent à voir que quand il n'y a plus rien à voir, quand ils ont tout perdu avant de devenir des hommes. Il est difficile d'inculquer de l'intelligence à qui n'a pas de volonté, et encore plus de la volonté, à qui ne possède pas d'intelligence.

On ne continuera pas non plus ses folies. Certains se font une obligation d'une entreprise malheureuse et, pour avoir pris un mauvais chemin, pensent qu'il y a de la force de caractère à le continuer. Intérieurement ils accusent leur erreur, mais extérieurement ils l'excusent. Aussi il arrive que quand on les a blâmés au début de leur folie irréfléchie, ils confirment leur folie en y persévérant.

Mais on poursuivra un début favorable. Beaucoup consacrent toute leur force au début et n'achèvent rien. Ils inventent, mais n'exécutent pas. C'est là inconstance de caractère. Aussi ils n'obtiennent pas de renommée, parce qu'ils ne poursuivent rien et laissent tout s'interrompre.

On se gardera ensuite de commencer sa vie par ce qui devrait la terminer.

Certains prennent le délassement au début et laissent la peine pour la fin: l'essentiel viendra d'abord, et ensuite, s'il y a de la place, l'accessoire. D'autres veulent triompher avant d'avoir combattu. D'autres aussi commencent par apprendre ce qui importe peu et réservent les études dont ils espèrent honneur et profit, pour la fin de leur vie. Celui-là n'a pas encore commencé à faire son bonheur et déjà l'orgueil lui tourne la tête. La méthode est indispensable à la science et à la vie.

Suivant les circonstances, il faut aussi savoir se transplanter. Il y a des nations qui, pour valoir, veulent un changement de lieu, surtout pour ce qui est des positions élevées. La patrie est toujours une marâtre pour les talents distingués: là en effet, sur le sol où il sont nés, règne l'envie et l'on oublie moins les imperfections par lesquelles une personne a commencé que la grandeur à laquelle elle est parvenue. On a fait cas d'une aiguille après qu'elle avait voyagé d'un monde dans un autre, et un verre apporté dans un autre pays a fait mépriser le diamant. On estime tout ce qui est étranger, en partie parce que cela vient de loin, en partie parce qu'on le reçoit entièrement fini, et dans sa perfection. On a vu des gens qui avaient été le mépris de leur coin et qui sont maintenant l'honneur de monde, estimés de leurs compatriotes et des étrangers; de ceux-ci parce qu'ils les voient comme de loin.

Mais d'un autre côté il faut mettre en garde contre un excès de volonté, contre un but placé trop haut, contre l'allure désordonnée dans la marche en avant. *Il ne faut pas vivre avec précipitation.* Savoir diviser les choses, c'est savoir les goûter. Beaucoup parviennent plus tôt au terme de leur bonheur qu'à celui de leur vie: ils se gâtent leurs jouissances sans y trouver plaisir: et ensuite ils voudraient retourner quand ils s'aperçoivent de leur avance. Ce sont des postillons de la vie, qui ajoutent encore leur propre galop au cours rapide du temps. Ils voudraient dévorer en un jour ce qu'ils pourraient à peine digérer dans leur vie entière. Ils sont toujours en avance sur les joies de la vie, ils dévorent déjà les années à venir, et comme ils sont si pressés, ils ont bien vite fini avec tout. Il faut observer une mesure même dans sa soif de science, afin de ne pas apprendre les choses qu'il serait mieux de ne pas savoir.

Nous avons plus de jours que de joies devant nous. On sera lent à jouir, prompt à agir : car on voit volontiers la fin des affaires, mais non pas celle des jouissances.

Il dépend de toi — dirai-je en finissant avec un grand philosophe — il dépend de toi de réaliser que tout ce que tu as vécu se fonde sans résidu dans ton but. Ce but est: devenir toi-même une chaîne nécessaire d'anneaux de culture et conclure de cette nécessité dans la marche de la culture générale. Quand ton regard sera assez fort pour voir le fond de la source obscure de ton être et de tes connaissances, alors peut-être tu apercevras dans son miroir les constellations lointaines de cultures à venir.

IX.

L'attitude énergique

dans les relations de société et affaires.

C'est une dure vérité, mais une vérité que l'on ne naît pas parfait, qu'on ne peut pas non plus le devenir *tout un coup*. Il faut s'améliorer chaque jour en sa personne, jusqu'à ce qu'on ait atteint le point d'achèvement où toutes les facultés, toutes les excellentes qualités sont entièrement développées. Peu arrivent à la perfection; il leur manque toujours quelque chose, parce qu'ils ont terminé trop tôt leur éducation et *croient* avoir fini quand ils ont atteint un certain but extérieur.

La connaissance de soi-même est la première condition que chacun doit se poser. On aura toujours devant les yeux le miroir de son propre moi, afin de s'améliorer, de se perfectionner. On peut remédier de la manière la plus facile à tous ses défauts quand on les remarque soi-même. L'attention fait de l'habitude une seconde nature. L'art, l'éducation personnelle seules remédient au mal et perfectionnent le bien. Sans l'art, sans l'éducation personnelle, la meilleure disposition naturelle reste inculte et il manque la moitié aux perfections quand l'éducation leur manque. Tout homme sans éducation artificielle a quelque chose de rude et a besoin de poli pour n'importe quelle sorte de perfection.

La maturité seule donne à toutes les facultés quelque chose d'impossant. On n'est un homme entier qu'avec la maturité. On commence à acquérir du sérieux et de l'autorité en cessant d'être enfant.

Le talent *inné* de commander est un don rare; la plupart doivent travailler dur pour apprendre comment on obtient une attitude énergique, imposante et qui commande. On y arrive le plus rapidement par les relations; les mœurs et la conduite se communiquent; on contracte même les sentiments sans le remarquer. Mais, où trouver aujourd'hui ces maîtres de l'art de vivre et de la connaissance des hommes, et qui peut se joindre à eux?

Si un homme dans toute la force du terme peut ce qu'il veut, il est rare pourtant qu'il puisse acquérir subitement une attitude énergique quand il a toujours été auparavant timide et mal assuré. Celui qui ne possède pas la force morale de se relever pour ainsi dire tout d'un coup, celui-là entreprendra de combattre ses tendances et ses habitudes opposées, de s'approprier les principes et les usages reposant sur une connaissance véritable et sans fard des hommes. On peut bien rompre un faisceau des bâtons quand on prend chacun en particulier: de même on prendra d'abord celle des inclinations mauvaises qui donne le plus de mal, et quand on l'aura vaincue, on passera à la seconde, tout en surveillant la première, etc. Ce n'est qu'en acquèrant un certain nombre d'habitudes énergiques que l'on peut tendre à la perfection;

et si on ne l'atteint pas, on n'en aura pas moins une attitude de plus en plus imposante.

Jamais on ne perdra de vue le respect de soi-même et jamais on ne se compromettra avec soi-même. Il faut que notre propre pureté serve de règle pour notre conduite irréprochable et que la sévérité de notre propre jugement puisse plus sur nous que toutes les prescriptions extérieures. On évitera ce qui ne convient pas, plus par peur de sa propre opinion que de l'autorité étrangère la plus sévère. On devra réussir à se redouter soi-même.

Ne pas se laisser marcher sur le pied. Il n'est pas jusqu'au lièvre qui n'arrache la crinière du lion mort. Si tu cèdes au premier, tu cèderas aussi au second, et ainsi de suite jusqu'au dernier, et pour vaincre tard il t'en coûte la même peine qui t'aurait bien plus servi dès le début. Le courage de l'esprit dépasse la force du corps: que ce soit une épée reposant dans le fourreau de la prudence, prête à toute occasion. C'est l'égide de la personne: la faiblesse de l'esprit dégrade plus que la faiblesse du corps. Beaucoup avaient des facultés extraordinaires, mais comme ils manquaient de cœur, ils vécurent comme des morts et finirent enterrés dans leur inactivité. Ce n'est pas sans intention que la nature soigneuse a réuni dans l'abeille la douceur du miel avec la finesse de l'aiguillon. Les corps a des tendons et des os; l'esprit ne sera pas non plus que douceur.

Ne pas s'abandonner à une humeur capricieuse vulgaire. Un grand homme ne se laisse pas mener par des impressions étrangères. L'observation de soi-même est une école de sagesse. On connaîtra son humeur présente et on la préviendra: bien plus, on se jettera à l'extrême opposé pour toucher entre la nature et l'art le point où se trouve l'aiguille de la balance de la raison. La connaissance de soi-même est le commencement de l'amélioration personnelle. Il y a des monstres de maussaderie: toujours ils ont une humeur quelconque avec laquelle ils changent leurs inclinations: toujours menés par une humeur abjecte, ils se lancent dans des directions contraires. Et ce penchant déréglé ne corrompt pas seulement la volonté, il s'attaque aussi à l'intelligence: il fausse le vouloir et la connaissance.

Savoir refuser. On ne doit pas accorder tout à tous. Cela est aussi important que de savoir dire oui. Les puissants surtout ont besoin d'une grande attention sur ce point: la manière importe beaucoup ici. On fait plus de cas du «non» d'une personne que du «oui» de certaines autres: car un non doré satisfait plus qu'un oui sec.

Beaucoup ont toujours un non sur les lèvres et ils dégoûtent les gens de tout. Chez eux le non est toujours la première chose, et quand ils accorderaient tout dans la suite, on n'en fait pas cas, parce que le non a déjà troublé la joie. On ne doit rien refuser carrément. Au contraire, on laissera les solliciteurs revenir peu à peu de leur illusion. On ne refusera jamais non plus entièrement, car ce serait faire voir aux autres leur dépendance: on laissera toujours un peu d'espoir, pour adoucir l'amertume du refus. Enfin, on comblera par la politesse la lacune que la faveur laisse ici, et l'on mettra de belles paroles au bien des œuvres. Oui et non sont bientôt dits, mais ils exigent une longue réflexion.

Ne pas être inégal, inconséquent dans sa conduite, ni naturellement, ni par affectation. Un homme intelligent reste toujours le même dans toutes ses perfections, et c'est ainsi qu'il passe pour avoir du bon sens: les variations chez lui ne peuvent résulter que de circonstances extérieures ou de mérites étrangers. Dans les choses de la prudence, la variété est une vilenie. Il y a des gens qui sont tous les jours différents: leur intelligence même est différente, plus encore leur volonté et jusqu'à leur bonheur. Ce qui était hier le blanc de leur oui, est aujourd'hui le noir de leur non. Ils travaillent ainsi constamment contre leur propre crédit et leur réputation, et embrouillent les idées d'autrui.

Un homme de résolution. L'irrésolution vaut moins qu'une exécution défectueuse. Les liquides sont moins nuisibles tant qu'ils coulent que quand ils s'arrêtent. Il y a des gens incapables de toute décision et qui ont toujours besoin d'une impulsion étrangère: parfois cela résulte moins de la confusion du jugement, qui est au contraire très clair chez eux, que du manque d'énergie. Si la découverte des difficultés est une preuve de sagacité, la découverte des expédients en est une plus grande. — Il y en a d'autres, au contraire, que rien n'embarrasse avec leur vaste intelligence et leur caractère résolu; ils sont nés pour les plus hautes situations: car leur tête éveillée active la marche des affaires et facilite la réussite. Ils ont tout de suite fini avec tout: quand ils ont répondu à un monde, il leur reste encore du temps pour un autre. Ont-ils étrenné une fois le bonheur, alors ils ne s'enfoncent qu'avec plus de sûreté dans les affaires.

Ne pas toujours plaisanter. L'intelligence d'un homme se montre dans le sérieux qui rapporte par conséquent plus d'honneur que l'esprit. Celui qui plaisante sans cesse, n'est jamais l'homme pour les choses sérieuses. On le met sur le même pied que le menteur, puisqu'on ne croit ni l'un ni l'autre, par peur d'un mensonge chez l'un, d'une plaisanterie chez l'autre. Jamais on ne sait s'il parle avec raison, c'est donc comme s'il n'en avait pas. Rien ne convient moins que le badinage continuel. Certains acquièrent le renom d'avoir de l'esprit, aux dépens de leur crédit d'hommes de tête. La plaisanterie peut trouver un moment, mais le reste du temps appartient au sérieux.

Humeur joviale. Avec modération, c'est un don, ce n'est pas un défaut. Un grain de gaîté assaisonne tout. Les plus grands hommes font parfois des plaisanteries et cela les fait aimer de tous. Toutefois ils ne perdent jamais, en même temps, de vue les considérations de prudence, ni le respect de convenances. D'autres a leur tour se tirent de complications avec une plaisanterie par le chemin le plus court: car il y a des choses que l'on est obligé de prendre en plaisanterie, et parfois ce sont celles que les autres pensaient le plus sérieusement. On manifeste ainsi une humeur pacifique, qui est un aimant pour les cœurs.

Ne pas se vanter de son bonheur. Il est plus insultant de faire parade de son état et de sa dignité que de ses qualités personnelles. Faire ses embarras est une chose haïssable; on devrait se contenter de la jalousie. On obtient d'autant moins d'estime qu'on court davantage après: car l'estime dépend de l'opinion d'autrui. Les hauts emplois exigent une considération proportionnée à leur exercice et sans laquelle ils ne peuvent être administrés avec dignité: on leur conservera donc l'honneur qui est nécessaire pour pouvoir remplir son devoir: on ne pressera pas le respect, mais on l'encouragera. Celui qui fait beaucoup de bruit de son emploi trahit qu'il ne l'a pas mérité et que la dignité est trop pour ses épaules. Quand on veut se faire valoir, que ce soit par la distinction de ses talents plutôt que par des dehors fortuits. Un roi même doit se faire honorer par ses qualités personnelles plus que par sa domination extérieure.

Ne pas manifester de suffisance. On ne sera ni mécontent de soi, car ce serait pusillanimité — ni suffisant, car ce serait bêtise. La suffisance provient généralement de l'ignorance et devient une félicité du manque d'intelligence, non sans agrément peut-être, mais sans utilité pour notre renom et notre considération. Parce qu'on n'est pas en état de reconnaître les perfections infiniment supérieures d'autrui, on est hautement satisfait d'un talent ordinaire et médiocre. La méfiance est toujours prudente et par dessus le marché encore utile, soit pour prévenir la mauvaise tournure des choses, soit pour consoler quand elle arrive; car un malheur ne surprend pas celui qui le craignait déjà. Homère lui-même dort par moments et Alexandre est tombé de sa hauteur et de son illusion. Les choses dépendent de circonstances multiples et celui qui à un endroit et en une occasion fêtait un triomphe, échoue ailleurs. En attendant la bêtise incurable consiste en ce que la suffisance la plus saine s'épanouit en plaines fleurs et se propage par ses graines.

Ne pas avoir d'affectation. Plus on a de talents, moins on sera prétentieux, car ce serait les enlaidir. L'affectation répugne autant à autrui qu'elle est pénible à celui qui en est atteint, car il est martyr du soin qu'il y emploie et il se tourmente par une attention rigoureuse. Les qualités les plus distinguées perdent leur mérite par l'affectation, parce qu'elles semblent alors plus forcées par l'art que nées de la nature, et partout ce qui est naturel plaît mieux que ce qui est artificiel. On pense toujours que les avantages affectés par une personne lui sont étrangers. Mieux on fait une chose, plus on doit cacher la peine qu'on y a consacrée, afin de faire paraître cette perfection comme quelque chose qui provient entièrement de notre nature. On se gardera également, en voulant éviter l'affectation, d'y tomber soi-même et d'affecter de ne pas affecter. Le sage ne semblera jamais connaître ses propres avantages: car c'est justement s'il n'en tient pas compte que les autres les remarquent. Mais il est doublement grand, celui qui réunit en lui toutes les perfections, sans les avoir dans sa propre opinion; il arrive par un sentier opposé, au but de l'approbation.

N'est pas sot qui commet une sottise, mais qui ne sait pas ensuite la couvrir. On doit cacher ses inclinations, à plus forte raison, ses défauts. Tout le monde fait des faux pas, mais avec la différence que les sages cachent ceux qu'ils ont faits, tandis que les sots content d'avance ceux qu'ils veulent commettre. Notre considération repose sur le secret plus que sur les actions: car nisi caste, tamen caute. Les égarements des grands hommes doivent être considérés comme les obscurcissements des grands flambeaux de l'univers. Même dans l'amitié on ne confiera qu'exceptionnellement ses fautes à son ami. Bien plus, on devrait même, si cela se pouvait, se les cacher à soi-même: pourtant on peut s'aider d'une autre règle de conduite, qui est: savoir oublier.

Ne jamais se plaindre. Les plaintes nuisent toujours à notre considération. Il vaut mieux donner au caractère passionné d'autrui un exemple de ténacité que de nous procurer la consolation de la pitié; car cela montre à celui qui nous écoute le chemin de ce dont nous nous plaignons, et la connaissance de la première offense est l'excuse de la seconde. Quelques-uns, par leurs plaintes d'une injustice subie, en occasionnent une nouvelle et, en cherchant secours ou consolation, provoquent la joie maligne et même le mépris. Il est beaucoup plus politique de vanter à une personne les faveurs reçues d'une autre, pour l'obliger à la même chose. En rappelant les obligations que nous avons à des absents, nous engageons les personnes présentes à en acquérir autant, et nous rendons ainsi à l'un la considération dont nous jouissons auprès un l'autre. Jamais donc la personne attentive ne fera connaître les torts reçus ou ses propres fautes, mais seulement l'estime dont elle jouit: par ce moyen elle conservera ses amis et contiendra ses ennemis dans les bornes.

Décliner la familiarité dans les relations. On ne la

permettra ni à soi, ni à autrui. Celui qui se met sur un pied familier perd aussitôt la supériorité que lui donnait son caractère irréprochable, et par suite aussi l'estime. Les étoiles conservent leur éclat parce qu'elles n'ont rien de commun avec nous. Ce qui est divin impose le respect. L'affabilité fraye la voie au dédain. Il en va ainsi des choses humaines: plus on les possède et les tient, moins on en fait cas, car les communications ouvertes mettent à nu l'imperfection que la circonspection couvrait. Il n'est pas à conseiller de se mettre sur un pied familier avec personne, pas avec les grands, parce que c'est dangereux; pas avec les petits, parce que cela ne convient pas; et moins encore avec les gens ordinaires, parce qu'ils sont téméraires par bêtise et méconnaissent la faveur qu'on leur témoigne, la tenant pour un droit. La grande affabilité est parente de la bassesse.

Ne pas être méchant par pure bonté: c'est le cas de celui qui ne se fâche jamais. Les personnes insensibles méritent à peine de passer pour des gens. Cela ne provient pas toujours de la paresse, mais souvent de l'incapacité. La sensibilité en temps opportun est un acte de personnalité: les oiseaux ont bientôt fait de se moquer de l'épouvantail. Faire varier le doux et l'aigre, c'est faire preuve d'un bon goût. Le doux tout seul est pour les enfants et les fous. Il est très mal de tomber par pure bonté dans une telle insensibilité.

Un grain d'audace partout est une prudence im-portante. On doit modérer son opinion des autres, afin de ne pas penser d'eux si haut qu'on en ait peur. Que jamais l'imagination ne s'empare du cœur. Beaucoup semblent grands jusqu'au moment où on les connaît personnellement; mais alors leur commerce sert plus à détruire l'illusion qu'à augmenter l'estime. Pas un ne franchit les bornes étroites de l'humanité: tous ont leurs infirmités, tantôt dans la tête, tantôt dans le cœur. L'emploi et la dignité donnent une supériorité apparente qu'accompagne rarement une supériorité personnelle; car la destinée a coutume de se venger de la hauteur de l'emploi par l'insignifiance des mérites. Mais l'imagination est toujours en avance et dépeint les choses beaucoup plus magnifiques qu'elles ne sont: elle ne se représente pas seulement ce qui est, mais encore ce qui pourrait être. La raison revenue par tant d'expériences d'illusions la remet à sa place. Ce n'est pas à dire pourtant que la sottise doive être téméraire ou la vertu craintive. Si la sottise s'est déjà tirée d'affaire par son assurance, à plus forte raison le mérite et la science.

Attention à soi en parlant: par prudence quand c'est avec des rivaux, par convenance quand c'est avec d'autres personnes. Il est toujours temps de lâcher un mot, jamais de le retirer. On parlera comme dans la Bible: moins on dit de paroles, moins il y a de disputes. Ce qui est mystérieux a une certaine teinte divine. Celui qui est léger en paroles est bientôt vaincu ou accablé.

Avoir quelque chose d'imposant en paroles comme en action. On acquiert ainsi bientôt partout de la considération, et l'on a gagné par avance l'estime. Cela se montre en tout, dans les relations, les paroles, le regard, les inclinations, même dans la marche. En vérité, c'est une grande victoire que de se rendre maître des cœurs. On n'y arrive pas par l'impertinence, ni par une humeur maussade dans l'entretien, mais par une autorité bienséante, qui part d'une supériorité naturelle, soutenue par des mérites.   («Le livre noir.»)

L'espace et l'étendue du sujet m'interdisent de donner d'autres règles. Mais l'introduction à la manière de se faire une attitude énergique, courageuse, n'est *même pas partiellement complète* ainsi. Il manque surtout une instruction sur l'art de commander, de traiter avec succès les inférieurs, sur la contenance qui en impose à des supérieurs, sur la manière d'obtenir toutes les qualité personnelles et *quantité d'autres choses* nécessaires pour l'exercice des positions dirigeantes. Et dans ce domaine précisément le progrès de la psychologie anglaise (pratique aussi bien que théorique) a obtenu des succès qui sont encore entièrement inconnus en France: je mentionnerai seulement la possibilité effective de découvrir les secrets de personnes étrangères et l'artifice qui permet de se donner l'air d'une mémoire tout à fait extraordinaire. Je citerai ensuite la méthode médicale pour éloigner sûrement la peur et la fièvre des examens, la peur du feu, la fièvre de la rampe dans les apparitions en public — et enfin les progrès de la cosmétique psycho-corporelle, nulle part encore appréciée en France: la méthode pour écarter toutes les fautes de langage, guérir les gauchers, etc., la méthode américaine pour obtenir une figure haute et svelte et faire disparaître la cal-vitie, etc. — La considération que tous ces progrès précisément ont la plus grande importance pour toute personne qui a des sentiments élevés et qui veut se pousser, cette considération m'a amené à écrire là dessus un livre qui n'existe pas encore que je sache, un livre auquel je donne pour titre: «*L'attitude qui en impose*»*). Je renvoie donc à mon nouvel ouvrage ceux que la IXe partie de *ces* prescriptions n'aura pas satisfaits et qui désireront en savoir davantage.

Et maintenant encore *une* parole d'un sage à méditer:

Aujourd'hui, tout a atteint son apogée, mais surtout l'art de se faire valoir. Il faut plus maintenant pour faire un sage qu'autrefois pour sept: et il est plus difficile aujourd'hui de venir à bout d'un seul homme que jadis de tout un peuple.

---

*) Vient de paraître à la «Librairie des Nouveautés Médicales», Paris, 12, rue des Beaux-Arts. (Brochure gratis.)

Epilogue.

Nous félicitons les compagnons d'efforts communs et de travail réuni qui nous ont suivi jusqu'ici en observant toutes les prescriptions; nous les félicitons du trésor déterré, trésor qui consiste dans une volonté trempée, une éducation personnelle sévère, une énergie inébranlable, dans la confiance en soi, la gaîté qui espère dans une sûreté acquise à force de travail. Quoi que l'on puisse jamais dire de la dépendance de l'individu des circonstances extérieures, économiques et sociales, l'homme intérieur est et demeure l'élément qui sert de règle dans la configuration de la vie, l'étoile du bonheur et de la conduite de la vie.

Imprimerie de Förster & Wittig — Leipzig.

RED. :

17

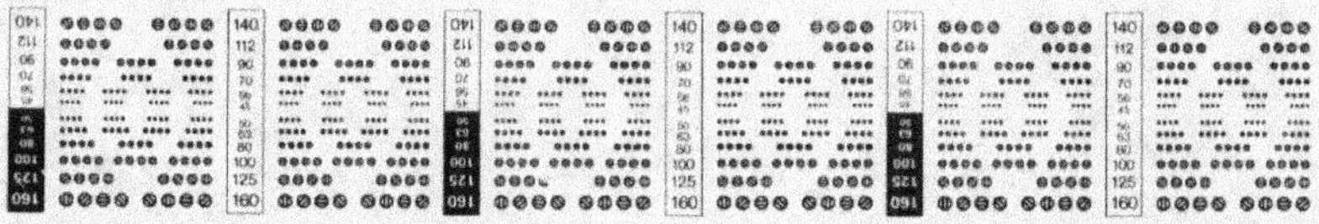

379 89.70
graphicom

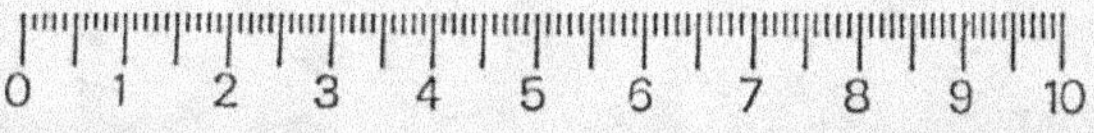

0 1 2 3 4 5 6 7 8 9 10

MIRE ISO N° 1
NF Z 43-007
AFNOR
Cedex 7 - 92080 PARIS-LA-DÉFENSE